척추 신경 손상학

Trauma of Spinal cord & Root

Trauma of spinal cord & Root

척추신경손상학

발행일 2013년 3월 1일 **발행인** 정상철 **지은이** 양준영

펴낸곳 충남대학교출판문화원 **주소** 대전광역시 유성구 대학로 99

전화 042-821-6045 **홈페이지** http://cnupress.cnu.ac.kr **E-mail** cnupress@cnu.ac.kr

ISBN 978-89-7599-471-5 93510

값 : 15,000원

척추 신경 손상학

Trauma of Spinal cord & Root

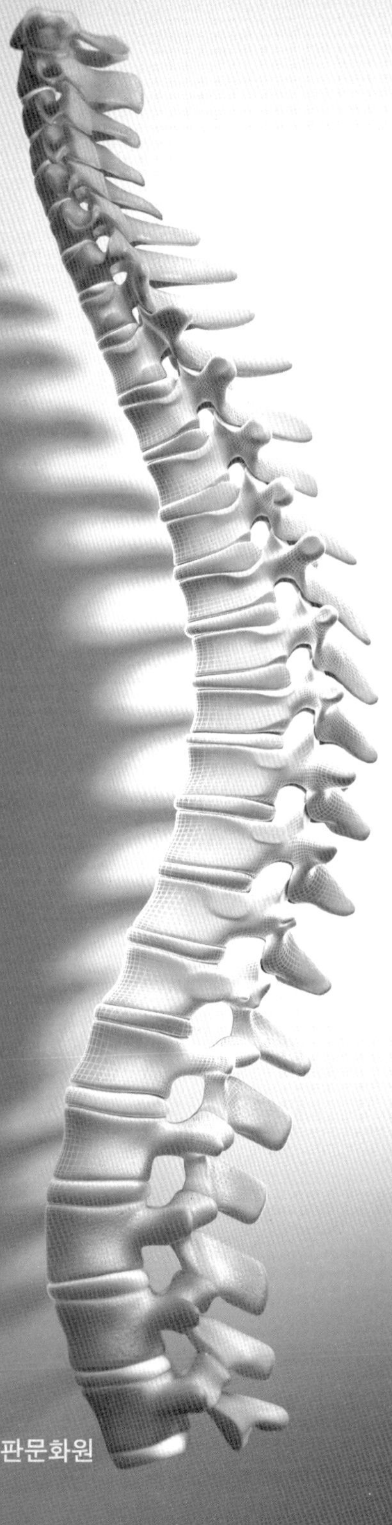

척수는 뇌와 같은 구조이다.
즉 인간의 팔다리를 움직이게 하는 신경만이 아니라
우리 몸의 전체를 지탱하는 중추신경인 것이다.

충남대학교병원 정형외과
양준영 著

충남대학교출판문화원

머리말

척수 손상은 흔히 심각한 신경학적 결과를 유발하여 환자 자신뿐만 아니라 사회 경제적 손실을 가져오므로, 중추신경계의 손상 후에 일어나는 신경 조직의 손상을 줄이기 위해서 과거부터 많은 치료적 시도들이 이루어지고 있다.

불치의 병(ailment not to be treated)이라고 여겨졌던 척수의 손상은 많은 연구와 임상적 치료 경험을 토대로 최근에는 재생(regeneration)이라는 용어까지 사용하고 있다.

척수 손상의 치료는 정형외과, 신경외과, 재활의학과, 가정의학과, 응급의학과, 비뇨기과, 성형외과, 산부인과, 그리고 정신적 충격을 감소하기 위한 정신과 등 거의 모든 임상과가 치료에 참여하여야 하며 이들 치료방법의 근거를 확립하기 위하여는 해부학, 병리학, 진단검사의학, 영상의학과 등 기초와 진료지원과도 공통적 연구가 필요한 것이다.

다시말해, 척수 손상의 치료는 포괄절 치료 접근법이 필요하다. 최초 신경 손상 시점부터 환자의 재활까지 하나하나의 단계가 환자의 예후를 결정할 것이다. 현재까지 치료 결과를 볼 때 아마도 척수 손상 급성기의 조기 치료가 가장 중요한 치료라 할 수 있다.

나에게 척수 손상이라는 질병이 연구과제의 중심이 되게 된 계기는 정형외과 전공의로서 첫발을 디딜 때 척수 손상 환자의 치료에 많은 한계와 환자의 고통을 체험하게 된 것이었다. 척수는 뇌와 같은 구조이다. 즉 인간의 팔다리를 움직이게 하는 신경만이 아니라 우리 몸의 전체를 지탱하는 중추 신경인 것이다.

[척추 및 척수신경 임상해부학]이란 번역서를 3년 전에 발간하였고 또 [척수신경 손상의 이해와 올바른 진단법]이라는 원저도 발간한 바 있다. 이 책은 이미 발간된 두 권의 내용 중 우리가 꼭 알아야할 내용과 임상 경험을 정리하여 척수 손상의 기초 및 임상 응용이 가능하도록 정리하였다. 척추외상학은 이미 많이 존재하나 척수 손상만을 중심으로 한 척수신경외상학은 드물기에 내용은 비록 미흡하더라도 이 책을 발간하게 되었다. 이 책에서는 척추신경손상시에 시행하는 수술적 방법에 관하여는 자세히 기술하지 않았다. 앞으로 보완해야 될 내용과 임상에서 꼭 필요한 추가 내용 등은 추후 정리하여 다시 발간할 수 있는 기회가 있기를 바라며 이 책을 읽는 분들께 조금이나마 도움이 되었으면 한다.

마지막으로 내 옆에 항상 있어주는 나의 아내와 현재 의학을 전공하는 나의 큰 아들, 그리고 늘 노력하는 막내아들에게 감사드린다. 또한 나를 의사로서의 길을 걷게 하여 주신 부모님과 스승님들, 특히 정형외과를 가르쳐주신 윤승호, 이광진, 이준규 은사님께 깊은 감사를 드린다.

2013년 2월

목차

Chapter 01

척추와 척수의 해부학적 구조

1. 척추의 구조

전형적인 척추는 두 기본적 부분인 척추체와 추궁으로 나뉘어진다. 이 두 부분의 골은 외측의 피질골과 중심의 해면골 조직으로 이루어져 있으며, 해면골은 골소주(trabecula)로 알려진 무수히 많은 돌기로 구성되어 있다. 골소주는 최대 압력선을 따라 평행하게 분포해 있고, 골소주가 축성 압박력을 견딜 수 있게 배치되어 있을 뿐만 아니라 추궁과 척추경이 척추체와 만나는 부분에서도 매우 강하다. 치밀골의 껍질은 척추체의 추간판 표면에서는 얇고 척추 후궁과 이것의 돌기에서는 두껍다. 바깥 치밀골에는 통각과 고유감각을 전달하는 신경 종말(nerve ending)이 분포되어 있다. 바깥 치밀골은 다수의 정맥과 영양 동맥이 통과하기 위한 다수의 구멍이 있다. 척추체의 안쪽 골소주는 적색 골수와 하나 또는 두개의 기저 척추 정맥(basivertebral vein)이 통과하기 위한 관이 있다. 척추에서의 골밀도는 개인에 따라 다르지만 보통 사춘기 때 많이 증가하고 이차 골화 중심의 성장판이 닫히는 20대 중반에 가장 증가한다. 골기질의 밀도가 보통보다 낮아지는 것을 골다공증(osteoporosis)이라고 한다. 골다공증은 해면골의 골소주 재배치를 동반한다. 이 상태는 척추에서 특별한 임상적 관련이 있는데, 이 부분의 부하 지지 작용 때문이다. 골 무기질 밀도의 감소와 골소주 재배치는 골의 탄성을 떨어뜨리고 골을 부서지기 쉽게 한다. 이러한 변화는 척추 골절의 가능성을 증가시킨다.

가. 척추체

척추체는 인간 골격을 지탱하는 척추의 앞쪽 부분이다. 각 척추체는 가장 적은 질량으로 가장 큰 힘을 제공할 수 있도록 디자인되어 있다. 척추체는 섬유연골성 추간판에 의해서 서로 연결되어 있고 추체가 추간판과 함께 결합하여 추체나 머리를 지탱하는 유연한 기둥을 형성한다. 또한 척추체는 축성 근육과 사지의 근위부 근육의 수축력으로부터 오는 부가적인 외력을 견뎌야 한다. 척추체는 원통형이고 척추 각 부분에서 고유의 성질을 가지고 있다. 경추에서 아래로 갈수록 척추체의 횡직경은 증가한다. 이는 하부로 연속되는 각 추체가 보다 큰 압력에 노출되기 때문으로 보인다. 마지막 두 개의 요추에는 폭의 변이가 있으나 첫 천추분절에서 미골 끝까지는 꾸준히 감소한다(그림 1-1).

수직 골소주는 척추체에서 현저하다. 수직 골소주는 버팀목, 건물의 빔과 같은 역할을 하는 수평의 골소주에 의해 보조된다. 수주간의 수직 압박력을 가한 동물 실험에서, 수직, 수평 골소주의 수가 증가했다는 보고가 있었다.

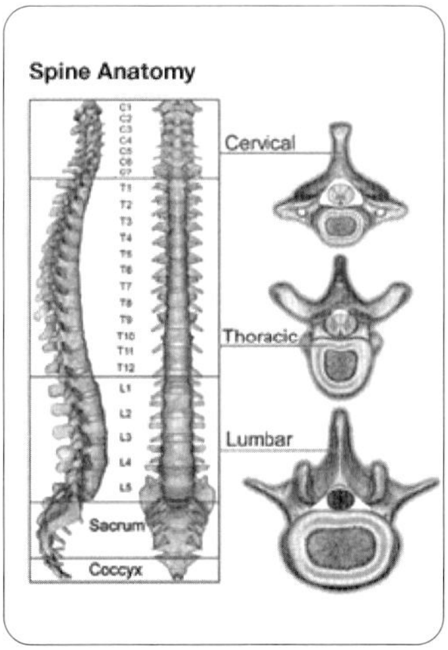

그림 1-1.

골다공증은 주로 수평 골소주의 질량 감소와 연관이 있고, 이는 수직 골소주를 지지하는 힘이 떨어짐을 의미한다. 이 수평 지지의 부족은 골손실에 의해 예상되는 수치를 넘어 척추체의 약화를 가져온다. 사실 25%의 골중량의 감소는 척추에 가해진 부하에 저항하는 지지력의 50%의 감소를 가져온다.

추체는 추간판의 퇴행성 변화 이후에 추간판의 인접부에 골을 추가하여 변화되는 것으로 생각된다. 이 골의 추가는 연골하 경화증으로 알려져 있으며, 추체가 추간판의 퇴행성 변화 이후 종 압박력을 더 잘 흡수할 수 있게 해 준다. 추체의 상하면은 평평하게 정렬되어 있지만, 평행하게 맞물리지는 않는다. 추체의 부드럽게 솟아오른 변연부는 환상 골단에 의해 형성된다. 환상 골단의 내부 추체 부분은 거칠다. 대부분의 추체는 뒤쪽으로 오목해서(횡단면상) 척추공을 형성하는데 도움을 준다. 정맥과 동맥을 위한 작은 구멍들은 척추체의 전면, 측면에 보인다. 뒤쪽으로는 작은 동맥공이 있고 1~2개의 가운데 위치한 큰 구멍은 기저 척추 정맥(basivertebral vein)이 나가는 구멍이다(그림 1-2 A). 상대적으로 큰 일련의 동맥들이 추체의 둘레를 따라 추체 중심을 관통한다. 추체로 들어가면서 이런 큰 영양동맥은 조밀한 동맥총을 추체의 중심 수평면에 형성한다(그림 1-2 B). 이러한 중심 동맥총으로부터 작은 분지들이 상하로 주행하여 추체의 상하 변연부에 도달하는데, 이 변연부는 추간판의 연골 종판에 인접한 부위이다. 많은 작은 정맥이 추체의 상하 변연부에서 배액(drain)한다. 이러한 작은 정맥은 상하 추체 가장자리와 매우 가까운 수평면상에 있는 큰 지류로 들어간다. 이 큰 지류는 수평면 관절하 정맥 배액계(horizontal subarticular collecting vein system)라고 불리운다. 이것의 분지는 다시 수직으로 배열된 관으로 빠져나가는데 이 관은 추체 중심 수평면을 향해 가고 거기에서 밀집된 정맥 그물망을 형성한다. 이 밀집된 정맥총은 기저 척추 정맥에 의해 배액된다(때때로 두 개의 추체 정맥은 같은 추체 내에 있다). 수평면 관절하 정맥 배액계는 또한 작은 분지를 외측으로 보낸다. 이 작은 분지는 추체를 떠나 외 척추 정맥총으로 배액된다.

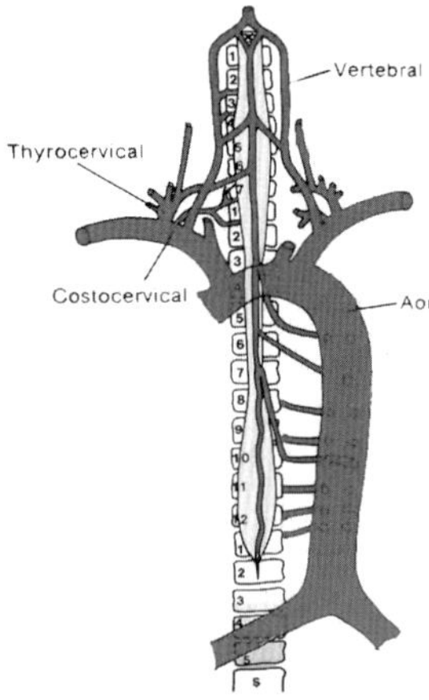

그림 1-2 A.

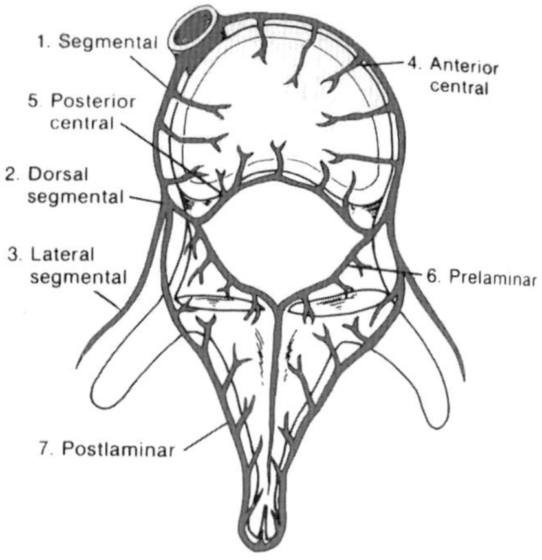

그림 1-2 B.

때때로 추체 압박 골절은 개인이 척추에 외상을 입고 난 후 일정 기간 이후(수일에서 수년)에 발병한다. 이 상태는 “지연성 외상후 척추 붕괴(delayed posttraumatic vertebral collapse)” 또는 Kummell병이라고 불린다. 그리고 이것은 원래 손상 당시에 일어난 추체의 영양동맥 손상의 결과이다. 영양동맥의 손상은 추체의 괴사를 발생시켜 결과적으로 척추 붕괴를 일으킨다. 추체의 골극은 추체의 상하면에서 돌출되며, 치밀골로 구성되어 있고, 추간판 및 추체 근처로 뻗어있다. 전방 골극은 일반적으로 후방보다 많고 보통 더 크다. 일생 중 첫 20년 동안 척추에 골극이 생기게 되고 이후 40년간 골극이 거의 모든 척추에서 존재하게 된다. 골극의 크기는 나이에 따라 증가한다. 추체 전방 골극 형성에 인종에 따른 차이는 없다. 그러나 남자는 더 많은 골극을 가지고 있으며, 후방 골극은 하위 경추부 및 요추부에서 더욱 많고 백인이 흑인보다 많다. 후방 골극의 유병률은 인종이 같은 경우 남녀간에 큰 차이가 없다. 골극은 흉추와 요추부가 경추나 천추부보다 약간 더 일찍 발생한다. 그러나 40대에 경추 골극은 다른 척추 부위보다 더 빨리 발생하며, 60대에 경추와 흉추, 요추 골극은 거의 비슷하게 발생한다. 천추부의 골극(S1에서만 발견되는)은 가장 드물다.

나. 골성 종판

환상 골단(ring apophysis)은 이차 골화 중심으로 척추체의 상하면을 따라 청소년기 이전에 발달한다. 이 부분은 25세 경에 나머지 추체와 합쳐진다. 어떤 저자들은 상/하 환상 골단에 연관된 부위(나머지 추체와 유합되기 전후를 모두 가리켜)를 포함한 추체의 상/하 끝을 추체 종판이라고 명명하였다. 그러나, 추체 종판(연골성 종판이라고도 알려진)이라는 단어는 수핵과 섬유륜의 상하에서 발견되는 각 추간판의 일부를 가리키기 때문에 혼동이 있을 수 있다. 그러므로 추체 상하 끝부분을 일컫기 위해 이 책에서는 골성 종판(bony end plate)이란 말을 사용하였다. 사춘기에 이 부위는 또한 환상 골단과 연관되며, 골성 종판이라는 단어는 추체와 유합 여부에 상관 없이 환상 골단과 부합된다. 추체 종판 또는 연골성 종판은 각 추간판의 상하면을 가리키는 말로 사용되었다.

각 골성 종판의 중심부는 생후 6개월까지는 반점의 형태를 보인다. 이 형태는 어린 나이에 추체에서부터 연골종판으로 뻗는 작은 혈관에 의해 형성된 혈관 표식(vascular marking)에 의해 형성된다.

출생 후 6개월에서 2.5년 사이에, 골성 종판 중심의 반점 형태는 사라지고 종판은 나머지 일생 동안 부드러운 외관을 유지한다. 그러나, 6개월에서 25세의 나이에 이 종판의 변연부가 두드러지게 조개 모양으로 되며(scalloping), 뚜렷한 융기부와 함몰부를 보인다. 이러한 조개 모양은 추체 변연부를 따라 이빨 모양을 나타내게 되며, 다른 신체의 골단판의 외연에서 보이는 것과 유사한 모양이다. 골성 종판의 조개 모양화는 추체마다 다양하며, 하위 흉추부, 상위 요추부에서 뚜렷하고, 경추부 및 흉추부에서는 뚜렷하지 않다. 이런 형태는 척추에 전단력이 작용하였을 때(하위 척추에 대해 상위 척추가 활주하게 하는 힘) 안정성을 높일 수 있는 구조이다. 경추부와 흉추부에서 조개 모양화가 뚜렷하지 않다는 사실은, 경추부와 흉추부가 각각 구상돌기, 늑골에 의해 안정성이 어느 정도 제공된다는 사실과 관련된 것으로 보인다. 골성 종판의 융기부와 함몰부는 12~25세 사이에 더 현저해지는데, 이 때는 환상 골단의 골이 그 위를 덮어씌워 추체의 상하 가장자리를 따라 더 커지고 부드러운 골의 능선을 형성한다.

20대 후반이 되면 보통 추체의 골성 종판 근처에서 골극이 발생하기 시작한다. 즉, 골극은 골성 종판을 침범하지 않는다(대개 골극과 관련된 골성 종판 사이에는 명확한 고랑이 존재한다). 골극은 이어 골성 종판을 가로질러 궁(arch)을 형성하며 근처의 척추로 뻗어나간다.

다. 추궁(Vertebral arch)

추궁은 몇 가지 독특한 구조를 가지고 있다. 척추경, 추궁판, 상관절돌기, 하관절돌기, 횡돌기, 극돌기를 가지고 있다(그림 1-3).

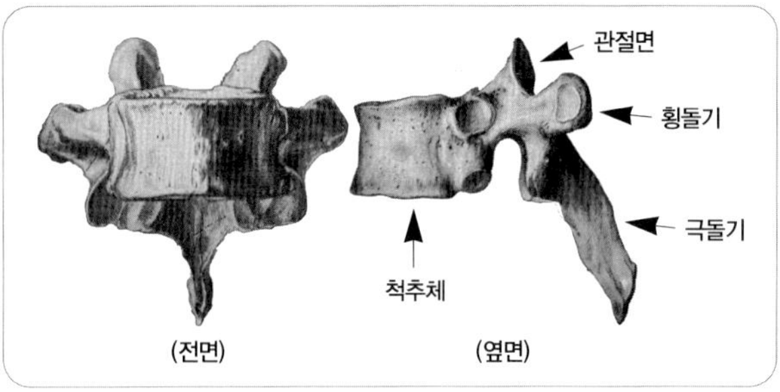

그림 1-3.

1) 척추경

척추경은 추궁의 좁은 전방을 형성한다. 이는 짧고 두껍고 둥글며, 추체의 후외측면에 부착된다. 또한 추체 중심점의 상방에 위치하고 있다. 척추경은 추체보다 작기 때문에 상/하방으로 홈이 형성되어 있는데 이것들은 상/하 척추 절흔(superior/inferior vertebral notch)이라고 알려져 있다. 상 척추 절흔은 더 얕고 작다.

척추경의 해면골을 감싸고 있는 치밀골의 비율은 척추 부위마다 다르며, 이는 해당 부위에 발생하는 운동량과 연관이 있는 것으로 보인다. 더 치밀하고 강한 골은 더 많은 운동량을 갖는 부위에서 발견된다. 그러므로 중간 경추부와 상요추부가 상대적으로 운동량이 적은 흉추에 비해 더 치밀한 골을 가지고 있다. 흉추 척추경은 주로 해면골로 이루어져 있다.

2) 추궁판

추궁판은 척추경과 연속되어 있다. 이는 전후로 평평하며, 추궁의 넓은 후부를 형성한다. 추궁판의 높이는, 가장 작은 C4(10.4±1.1 mm)로부터, 가장 큰

T11까지 점점 증가한다. 추궁판의 높이는 T12~L4까지 서서히 감소하기 시작하며, L5에서는 급격히 감소한다. 그러나, L5의 추궁판의 너비는 가장 넓으며 (15.7±2.0 mm), T4에서 가장 좁다(5.8±0.8 mm). 경추 추궁판은 넓으며, 흉추는 좁으며, T11~L5로 내려가면서 점점 증가한다. 추궁판은 T2에서 가장 두껍고(5.0±0.2 mm), C5에서 가장 얇으며(1.9±0.6 mm), 또한 상위 흉추에서 하위 흉추로 내려오면서 두께가 감소한다. 하위 경추 추궁판은 가장 얇으며, 요추는 중간 정도의 두께를 가진다(Xu et al., 1999).

3) 극돌기

각 척추의 극돌기는 추궁으로부터 후방 및 하방으로 뻗어 있다. 이 돌기의 크기, 모양, 방향은 척추의 부분마다 다르다. 또한 정상적으로도 중심에서 왼쪽 또는 오른쪽으로 편향된 경우가 많아 임상에서 혼동되기 쉽다. 그러므로, 편향된 극돌기가 X-ray 상, 촉진 상 보여진다고 해도, 골절이나 위치 비정상이 아니다.

척추 전체에 뻗어있는 극돌기는 자세근육과 운동근육을 위한 연속된 지레로 기능한다. 극돌기에 붙어있는 대부분의 근육은 척추를 신전시키기 위해 사용된다. 극돌기에 붙어 있는 어떤 근육은 그것이 붙은 척추를 회전시킨다.

극돌기 외측에는 척추구(groove)가 있다. 이는 경추, 요추에서는 추궁판에 의해 형성된다. 흉추부에서는 훨씬 넓고 추궁판과 횡돌기에 의해 형성된다. 좌/우 척추구는 고랑(gutter)으로써 작용한다. 이 고랑은 심부 배부 근육으로 채워져 있고, 이 근육들은 척추 길이 전체에 걸쳐 있다.

4) 척추공과 척추관

척추공(vertebral foramen)은 각 척추 내부의 구멍인데, 아래 기술될 구조물에 의해 경계가 지어진다. 추체, 좌/우 척추경, 그리고 좌/우 추궁판 그리고 극돌기는 일반적인 척추공의 경계를 형성한다. 척추공의 모양과 크기는 척추의 부위마다 다양하며, 심지어 연속되는 척추 분절에서도 서로 다를 수 있다. 척추관(vertebral canal)은 모든 척추공이 연결된 것으로, 척수와 신경근, 수막 그리고 많은 혈관을 포함하고 있다. 척추관은 다음에 더 자세히 기술할 예정이다.

5) 횡돌기

횡돌기는 척추경과 추궁판의 연결부위(척추경-추궁판 이행부; pediculolaminar junction)에서 외측으로 뻗어 있다. 극돌기처럼 그 방향이 부위에 따라 상당히 다르다. 일반적 경추의 횡돌기는 비스듬하게 전방으로 시상면과 관상면 사이로 뻗으며, 관절돌기의 전방, 척추경의 외측에 위치한다. 좌/우 경추 횡돌기는 상위 및 하위 인접 횡돌기와 연속되는 추간공(intervertebral foramina)으로 분리된다. 흉추 횡돌기는 비스듬하게 후방으로 뻗어 관절돌기, 척추경, 추간공의 후방에 위치한다. 이들은 또한 늑골과 관절한다. 요추 횡돌기는 요추 관절돌기의 전방, 척추경과 추간공의 후방에 위치한다.

횡돌기는 근육의 부착 장소가 되며, 척추 근육에 의해 지렛대로 쓰인다. 횡돌기에 부착되는 근육들은 자세를 유지하고, 척추 한 분절 또는 척추 전체의 회전과 측굴곡을 유발한다.

각 횡돌기는 "진성(true)" 횡돌기(diapophysis)와 늑골 요소로 구성된다. 각 늑골 요소(pleurapophysis; costal element)는 신경궁의 일부로 발생한다. 흉추부의 늑골 요소는 늑골로 발달한다. 나머지 부위에서는 늑골 요소들이 진성 횡돌기와 합쳐져 완전히 발달한 척추의 횡돌기를 형성하게 된다. 경추의 늑골 요소는 전방 결절(anterior tubercle), 결절간 층판(intertubercular lamella), 그리고 후방 결절(posterior tubercle)의 일부이다. 요추의 늑골 요소는 횡돌기의 전방이며, 천골익은 천골의 늑골 요소이다. 경추와 요추의 늑골 돌기는 때때로 늑골로 발달하기도 한다. 이는 하위 경추, 상위 요추에서 가장 흔하다. 이러한 추가적인 늑골은 특정인에서는 불편함의 원인이 되며, 특히 경늑골(cervical rib)의 경우 심하다.

6) 상관절돌기

횡돌기와 마찬가지로 상관절돌기와 관절면은 척추경-추궁판 이행부(pediculolaminar junction)에서 발생한다. 좌/우 상관절돌기는 상방으로 뻗어있고, 관절면은 후방을 향하며, 더 정확하게는, 경추와 요추부에서는 후내측을 향하고 있고 흉추부는 후외측을 향한다.

7) 하관절돌기

좌우 하관절돌기와 관절면은 척추경-추궁판 이행부에서 하방으로 뻗어 있고, 관절면은 전방을 향하고 있다. 정확한 방향은 전외측(경추)에서 전내측(경추, 흉추와 요추골 부분)으로 다양하다. 관절돌기가 만나서 작은 돌기간 관절(후관절)을 형성하고, 이는 제한된 움직임을 허용한다.

라. 후관절 (Zygaphophyseal joints)

상/하 관절돌기의 관절면은 1~2 mm 두께의 유리연골로 덮여 있다. 상/하 관절돌기의 연골로 덮인 부분을 후관절면이라고 한다. 두 인접 척추의 좌측 또는 우측의 상/하 관절돌기 사이의 인접부를 후관절이라고 한다. 그러므로, 좌/우 후관절은 각 척추 쌍 사이에 존재한다. 후관절은 윤활(가동) 관절, 평면 관절로 분류 된다. 그들이 다소 작은 관절이고 움직임을 허용한다 할지라도 더욱 중요한 역할은 척추 사이에서 발생하는 운동의 방향과 범위를 제한하는 것이다. 게다가 후관절은 특히 신전이나 회전시 척추에 위치한 부하를 이동시키는 데 도움을 준다. 후관절은 임상의들에게는 주요 관심 분야인데, 후관절의 운동 소실 또는 과도한 운동이 통증의 주요 원인이 될 수 있기 때문이다.

비록 후관절낭이 운동시 후관절을 안정화시키는 데 도움을 주는 것으로 보이지만, 전체적인 척추에서 운동을 제한하는 역할은 거의 없는 것으로 보인다. 일반적으로, 후관절낭은 비교적 얇고 느슨한 조직이며, 인접 척추의 상/하 관절면의 변연부에 부착되어 있다. 관절낭에서 상하로 밖으로 돌출된 부분이 있는데, 이는 함요부(recess)라고 하며, 관절로부터 팽창되어 나와 지방 조직으로 채워진다. 대개 하방 함요부가 상방 함요부에 비해 크다. 경추부에서는 요추부나 흉추부보다 관절낭이 길고 느슨하다. 후관절낭은 상당한 감각 신경지배를 받는다. 쥐의 후관절낭의 활막층에서 감각 및 자율신경 섬유를 모두 발견하였다. 그들은 또한, 황인대에도 통증 감각 지배가 있다는 증거를 발견하였다(후관절에 인접한 황인대의 일부에서). 저자들은 후관절의 통증, 염증, 염증성 관절 질환의 병태 생리에 이러한 감각 지배가 중요한 역할을 할 것이라고 결론지었다.

각 후관절의 감각 신경 지배는 후관절의 해당 레벨의 척수 신경 후방 일차 분지의 내측 가지에서 기원하며, 해당 레벨보다 상위 또는 하위 척추 분절의 후방 일차 분지의 내측 가지로부터 또한 지배를 받는다. 이렇게, 다분절성으로 신경 지배를 받기 때문에, 후관절 기원 통증은 자주 넓은 연관통의 형태를 나타내는 것이다.

후관절을 지배하는 후방 일차 분지의 내측 가지는 다음 세 가지 형태의 감각 수용기의 형태로 종지한다. 자유 신경 종말(통각 수용), 복합성 무피막 신경 종말, 그리고 피막성 신경 종말, 복합성 무피막 신경 종말 및 피막성 신경 종말은 고유 감각 및 보호성 근육 반사의 조절에 관련된 것으로 생각된다. 자유 신경 종말은 통증감각과 연관된다(잠재성 또는 실제 조직 손상의 전달).

Wyke(1985)는 후관절의 감각수용체를 기능에 따라 분류했고, 다음과 같다.

- 1형. 매우 민감한 정적, 동적 기계적 수용기이며 지속적으로 점화되며, 관절이 움직이지 않을 때도 점화된다.
- 2형. 덜 민감하고, 운동시에만 점화된다.
- 3형. 사지의 관절에서 발견되는 기계적 수용기 (Wyke[1985]는 후관절에서 발견 못함).
- 4형. 느리게 전도하는 통각 수용기.

척추의 퇴행성 변화의 심화 정도에 비례하여 후관절의 부하량이 3%에서 47%까지 증가될 수 있고, 후관절 관절면의 연골하 골의 통각 신경 종말의 존재로 인해 연골하 골이 이 지역에서 요통의 중요한 발생 원인이 된다. 후관절낭과 연골하 골의 연계된 신경지배로 인해 후관절이 많은 사람의 중요한 요통의 원인이 될 수 있다.

2. 척수의 구조

가. 회백질

횡단면상 척수(spinal cord)의 회색질은 "H" 혹은 나비 모양으로 나타난다. 이 대칭적 구조는 양쪽 모두 후각과 전각으로 구성된다(그림 1-4). 추가적인 외측각(lateral horn)은 T1부터 L2(또는 L3)까지 나타난다. 일반적으로 후각은 감각 구심이 들어오는 곳이다.

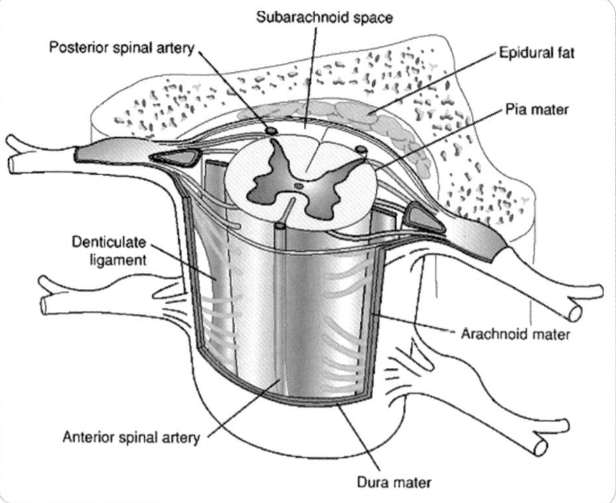

그림 1-4. 척수의 구조

그리고 전각은 운동 기능을 담당하며 또한 운동 신경세포가 집락을 이루고 있다. 현미경적으로 회색질은 신경세포와 세포돌기 그리고 시냅스와 아교세포, 모세혈관의 밀집 지역이다. 회색질을 구성하는 신경원은 네 그룹으로 나뉜다: 운동 신경원(척수를 떠나 효과기[골격근, 평활근, 심장근, 분비샘]에 신경 전달을 하는 축색), 척수로 신경원(백색질에서 상위 중추로 올라가는 축색), 사이 신경원(짧은 돌기를 가지는 축색), 척수 고유 신경원(척수 분절간의 상호 교통을 통제하는 축색). 척수 고유 신경원은 길이에 따라 장, 중간, 단 신경원으로 나뉜다. 장 척수 고유 신경원은 복측 섬유단(ventral funiculus)과 외측 섬유단(lateral funiculus)의 복측 부분에서 척수의 길이 만큼 뻗어 있다. 하행 척수 고유 섬유(축색)는 양측성으로 진행하고 상행 축색은 대부분 반대쪽으로 뻗는다. 단 척수 고유 신경원은 동측 외측 섬유단에서 6~8개의 분절에 걸쳐 뻗어 있으며, 중간 척수 고유 신경원은 주로 동측으로 8개 이상의 분절에 걸쳐 주행하지만 척수 전장에는 이르지 못한다. 대부분의 척수 고유 섬유는 고유 섬유단 내의 회색질에 인접해 위치하나, 몇몇은 섬유단 내에서 보다 외측으로 주행한다. 내측 척수 고유 신경원의 축색은 길며, 많은 가지를 포함한다. 예를 들어, 몇몇은 자세 교정을 위한 목과 골반의 축 근육(axial muscle)의 움직임 협응을 위해 척수의 길이만큼 뻗어 있다. 외측의 원위부 근육을 지배하는 척수 고유 섬유는 보다 적은 척수 분절들과 교통하며, 보다 적은 수의 가지를 낸다. 원위부 근육은 다른 근육군과 덜 연결되어 있기 때문에 더 독립적으로 기능한다. 이러한 독립성은 신체 운동을 좀 더 세분화할 수 있게 한다. 다른 척수 분절과의 연결을 통해서 척수 고유 신경원은 체성 운동 활동에만 연관되어 있는 것이 아니라, 땀샘, 혈관 평활근, 방광이나 장 같은 내장기관의 자율 신경계에도 연관되어 있다. 회색질은 10개의 층판으로 형성되어 있다. 층판 I은 후각의 모서리에 위치하며, 전각으로 갈수록 층판 II~IX가 있다. 층판 X은 회색질 상호교차 지역(gray commissure)에 형성되어 있다. 각각의 층은 운동, 척수로, 사이신경원, 척수 고유 신경원의 종류 중 최소한 하나이다. 각각의 층은 또한 일차 구심, 하행 경로, 척수 고유 신경원, 인접 층판의 사이 신경원이 끝나는 지점이기도 하다. 각 층판은 차지하는 크기가 다 다르고 특정 부위에서는 존재하지 않기도 한다. 또한 각층판에서 신경원은 세포 형태와 기능에 따라 핵 또는 세포주와 같이 나뉘기도 한다. 다음은 각 층판에 대한 간략한 설명이다. 후각은 층판 I~VI으로 구성되어 있다. 층판 I~IV는 머리를 형성하고 층판 V는 목, 층판 VI은 후각의 기저부를 형성한다. 층판 I, II는 표재성 후각으로 알려져 있고, 통각과 연관되어 있다. 대부분의 A-delta 섬유와 C 섬유가 이곳에서 끝난다. 층판 I은 또한 'Waldeyer의 경계 지역' 이라고 알려져 있다. 대부분의 층판 I로 들어가는 일차 구심성 섬유는 피부 통각과 온도 수용체(A-delta 섬유)에서 기원한다. 추가적인 자극은 C 섬유와 통증 수용체, 온도 수용체, 간지럼을 느끼게 하는 히스타민-감수성 수용체, 근육, 관절, 내장기관으로부터의 작은 구심성유수초 섬유 집단으로부터 들어온다. 층판 II는 Rolando 아교질

(substantia gelatinosa of Rolando)로 알려져 있다. 많은 돌기들, 작은 신경원, 그리고 수초화된 축색이 없어서 젤 같은 모양을 보인다. 층판 II로 들어오는 이차 섬유는 피부 통증 수용체, 온도 수용체, 기계 수용체로부터 온 C 섬유이다. 일부 A-delta 섬유 또한 여기서 끝난다. 층판 II의 신경원은 대부분 사이신경원이며(홍분성, 억제성 둘다), 층판에서 분지하는 수상 돌기(dendrites)는 다른 층판으로 들어가기도 한다. 층판 III과 층판 IV는 유사하여 함께 기술되는 경우가 많다. 이 층판들을 종종 고유핵(nucleus proprius)이라고 부르기도 한다. 내부분의 일차 구심성 섬유는 A-beta 섬유이다. 층판 V는 후각의 목 부분을 형성한다. 일차 구심성 입력은 피부 기계 통증 수용체로부터의 A-delta 섬유 및 근육과 관절로부터의 III, IV형 구심성 섬유, 그리고 내장의 통각 구심성 섬유로부터 온다. 층판 VI은 후각의 기저부에 있고 해부학적으로 후각의 운동 지역과 가까이에 있다. 이 층은 경추 혹은 요천추 팽대부를 제외하고는 거의 소실되었고, 때때로는 없기도 하다. 고유감각 정보는 Ia와 A-beta 섬유 같은 큰 직경의 구심성 섬유를 통해 들어간다. 이 섬유들이 이 층으로 들어가는 대부분의 구심성 자극을 전달한다. 게다가 많은 하행경로는 이 지역에서 끝난다. 많은 수의 사이 신경원과 척수 고유 신경원은 이 층에도 역시 존재한다.

간략히 말하면, 첫 여섯 개의 층판은 감각 정보의 주 수신 지역이다. 통증과 온도 입력은 표층에서 일차적으로 끝난다. 기계적 자극은 중간 지역에서 끝나고, 고유 감각이 운동 지역의 근처에 있는 후각의 기저부에서 끝난다. 층판 VII은 회색질 중간 지점의 대부분을 구성하고 또한 전각으로도 확장된다. 층판 VII의 모양은 위치마다 다르다. 예를 들면 T1~L2 또는 L3에서는 층판 VII이 외측각(lateral horn)을 포함한다. 대부분의 이 층판과 나머지 전각으로 들어오는 일차 구심성 정보들(외측각은 제외)은 고유 수용 감각에 관여한다. 층판 VII의 외측 부위(외측각은 제외)는 위치와 운동의 조절에 관여한다. 이 신경원과 척수로 신경원들은 소뇌, 중뇌와 연결되는 다수의 상행 및 하행 연결을 가지고 있다. 층판

VII의 내측 부위는 인접 층판과 운동, 자율 신경 활동과 관계된 반사를 조절하는 척수 분절을 연결하는 사이 신경원 및 척수 고유 신경원을 포함한다. 자율 신경 효과기의 신경 지배와 연관된 네 개의 핵 덩어리 또한 층판 VII에 존재한다. 네 개의 핵 중 가장 큰 것은 중간 외측 세포주이며, 이는 T1~L2(또는 L3) 척수 분절의 외측각에 위치해 있고, 자율 운동 신경원 세포체로 구성되어 있다. 이 운동 신경원의 축색은 신경절이전 교감신경 섬유(preganglionic sympathetic nerve fiber)로서, 전근을 나가서 자율 교감신경절에서 시냅스한다. 이들은 평활근 및 심근, 그리고 분비샘의 신경 지배에 관여한다. 천추부의 자율 신경핵은 S2~S4 척수 분절에서 발견되며, 이 부위에는 외측각이 없음에도 불구하고, 이 핵은 중간 외측 세포주의 비슷한 위치에 놓이게 된다. 천추 자율 신경핵은 세포체, 신경절이전 부교감 섬유를 형성하는 축색을 포함한다. 이 섬유는 S2~S4 전근을 통해 나가서, 자율 신경절에서 시냅스를 이루며, 골반과 하복부의 평활근 및 분비샘에 신경 지배를 한다. 층판 VIII 또한 전각에 존재한다. 경추부 및 요추부 팽대부의 척수분절에서는 전각의 내측에서 발견된다. 흉추 척수 분절에서는 전각의 기저부에 위치한다. 이 층판의 사이 신경원 및 척수 고유 신경원으로의 입력은 하행 경로와 몇몇 고유 수용 구심 섬유로부터 기원한다. 인접 층판 및 반대편 층판 VIII로부터 오는 사이 신경원 또한 이 곳으로 뻗게 된다. 층판 IX는 전각에서 발견되며, 잘 구분되는 내측 및 외측 종핵주(medial and lateral longitudinal nuclear columns), 그리고 운동 신경원의 중심핵군(central nuclear group)으로 구성된다. 층판 IX의 3번째 핵군은 중심군이다. 이는 특정 척수 분절에 존재하는 3가지의 핵을 포함하는 군이다. 하나는 요천추핵(lumbosacral nucleus)이며, L2-S1 척수 분절에 존재한다. 이 핵으로부터의 투사는 알려져 있지 않다. 다른 핵주는 횡격막핵(phrenic nucleus)이며, C3~C5 척수 분절에서 발견된다. 이들의 축색은, 특히 C4에서, 횡격막 신경을 형성하여, 횡격막에 신경 지배를 한다. 다른 핵은 부가 핵

(accessory nucleus)으로 하부 연수에서 C5 척수 분절까지 이어진다. 이 핵으로부터의 축색은 척수 부신경(spinal accessory nerve, CN XI)의 척수근을 형성한다. 이는 치상 인대의 배측의 척추관을 상행하여 대후두공을 통과하여 두개강으로 들어가 CN XI의 뇌근과 결합한다. 이어, 이 신경은 두개강을 빠져나오며, 척수근 섬유가 흉쇄유돌근 및 승모근을 지배하기 위해 갈라진다. 이 핵은 위 아래 방향으로 신체 위치적으로 조직되어 있으며, 2가지 부위로 구분되고, 상부는 흉쇄유돌근으로, 하부는 승모근으로 뻗는다. 마지막 층판은 층판 X이다. 이 부위는 회색질에서 양쪽의 교차 부위를 형성한다. 사이 신경원과 교차 축색으로 구성된다. 층판 X는 기계통각 수용기로부터 A-delta 섬유로 운반되는 입력과 C 섬유로 전달되는 내장 구심성 신경 정보를 받는다. 정리하면, 회색질은 10개의 층판으로 나뉘며 각각은 크기, 모양이 척수 분절마다 다양하다. 이 다양성이 척수의 다양한 부위에 존재하는 회색질의 양과 모양의 차이를 가져온다. 또한 각 부위에서 특정 척수로의 유무에 따라 백색질의 형태와 양도 차이를 보이게 된다. 예를 들어 백색질의 양은 경추 척수부가 더 많으며 이는 뇌로 상행 또는 하행하는 신경로가 모두 이곳을 통과하기 때문이다.

나. 백색질

척수의 백색질은 횡단면상 회색질의 변연부에 확실하게 구분되어 보인다. 이는 수초화되거나 무수초화된 축색, 신경아교세포, 모세혈관을 포함한다. 백색질은 3개의 부위로 구성된다. 양쪽 후각 사이의 배측 섬유단(dorsal funiculus), 전각과 후각 사이의 외측 섬유단(lateral funiculus), 그리고 양쪽 전각 사이의 복측 섬유단(ventral funiculus)이다. 척수로(섬유단)는 이 지역 각각에 존재한다. 이들은 감각 정보를 고위 중추에 전달하는 상행로이거나, 고위 중추에서 기원하여 하행 정보를 전달하는 하행로이다. 이 하행 정보는 운동 정보의 형태에 주로 연관된다. 다른 축색은 척수 안에서 각 부위의 척수 분절을 상호 연결한다. 이들은 고유 섬유속(fasciculus proprius)을 형성하며, 회색질 인접부의 백색질 부위에 존재한다. 이는 척수 고유 섬유의 상행 또는 하행 축색으로 구성된다. 고위 중추와 연관된 상행/하행로에서 각 경로는 같은 경로, 기능을 가지는 축색을 포함한다. 신경학적 검사 중에는 특정 경로들의 통합성이 검사된다. 그러므로 이 경로들에 대한 지식은 중추 신경계 병변을 진단하고 이해하는 데 반드시 필요하다(그림 1-5).

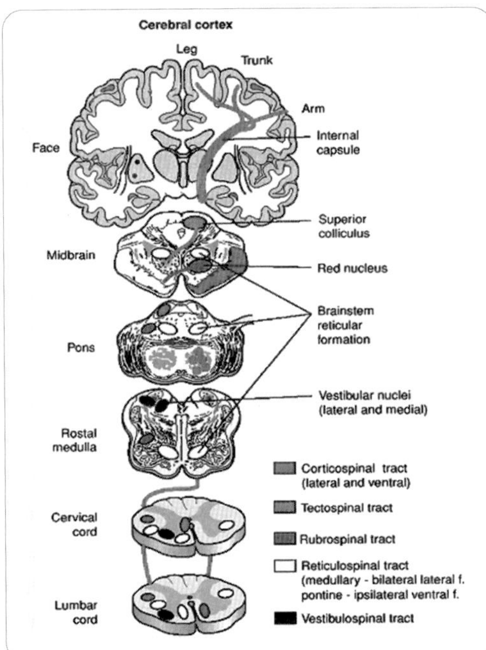

그림 1-5. 척수의 상하행로

1) 전외측체계(Anterolateral system)

척수의 회색질에서 종말하는 일차 신경원이다. 한 경로의 집단은 통증 및 온도, 그리고 가벼운 촉각을 전달한다. 이 집단의 척수로는 척수 백색질의 전외측 사분원으로 상행하며, 합쳐서 전외측 체계(anterolateral system, 이하

ALS)라고 부른다.

이는 척수-시상로(spinothalamic tract), 척수-망상로(spinoreticular tract), 척수중뇌로(spinomesencephalic tract)로 구성된다. 통증 수용은 빠른 전도속도의 A-delta 섬유(6~30 m/s), 또는 느린 전도속도의 C 섬유(0.5~2 m/s)를 통해 이루어지고, 통증의 2가지 주요 형태로 나뉜다. A-delta 섬유는 정확히 국소화되며, 날카롭고 찌르는 듯한 급성 통증으로 인지된다. 이는 자극이 일어난 후 약 0.1초만에 인지되며, 잠재적인 조직 손상에 대해 각성하도록 하는 작용을 한다. 이는 일반적으로 피부에 국한된다. 느린 전도속도의 C 섬유는 타는 듯한, 쓰린, 혹은 박동성 통증으로 기술되며, 자극이 가해진 뒤 1초 이후에 반응한다. 이 통증은 빠른 통증에 이차적이라고 생각되며, 더 오래 지속되고, 국소화가 잘 되지 않는다. 이는 모든 조직의 손상에서 기원할 수 있다. 온도 감각은 A-delta, C 섬유 모두에 의해 운반된다. 모든 ALS의 일차 신경원은 후근 입구부의 외측부를 통해 척수로 들어가며, Lissauer의 후외측로로 지나간다. 여기서 부속 가지들은 상행/하행하는 것뿐만 아니라, 척수 층판 내에 들어가서 시냅스하기도 한다. 신척수시상로의 섬유는 반대편으로 상행하여, 뇌간을 거쳐 복측 후방(외측) 핵으로 가며, 시상의 후방 핵에서 삼차 신경원과 시냅스를 이루는 것으로 보인다. 삼차 신경원은 대뇌 피질의 감각부(중심뒤이랑 및 두정엽 후부의 중심 주위 소엽)로 상행한다. 이 경로에서 상행하는 통증 정보의 형태는 침통각(pinprick)의 예에서처럼 잘 국소화되고 잘 식별할 수 있다. 섬유들은 척수 내에서 후외측-전내측으로 체성 순서적 배열(somatotopic pattern)을 하며 상행하고, 천골 신경으로부터의 정보를 운반하는 축색은 후외측에, 경추 신경으로부터의 정보를 운반하는 축색은 가장 전외측에서 발견된다. 구 척수시상로는 둔한 동통 또는 느린 C 섬유로부터의 통증 및 온도 감각을 전달한다. 이차 신경원의 세포체는 층판 VII, VIII에 위치하며, 그들의 축색은 복측 백색질 교차(ventral white commissure)에서 교차하여 뇌간으로 상행한다(그림 1-6).

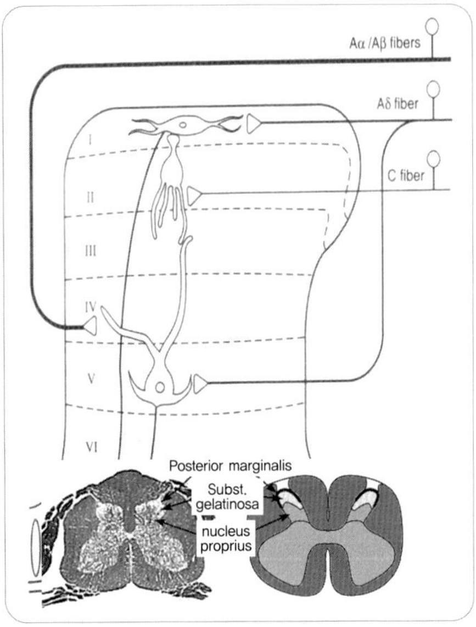

그림 1-6. 척수의 층판구조

그들의 수상돌기는 층판 I~IV까지 뻗으며, 수많은 사이신경원들이 일차 및 이차 신경원 사이의 신경 전달에 관여한다. 척수로는 시상으로 가는 주행 경로 도중 뇌간의 망상체로 부속 가지들을 보낸다. 시상에 도달할 때, 구 척수시상로의 이차 신경원은 층판내 핵(intralaminar nucleus)에 시냅스한다. 이 핵으로부터 삼차 신경원이 척수-망상로와 동일한 피질 구역으로 주행하는데, 이 피질 구역은 통증의 정동 및 감정적인 면을 처리하는 부위이다. 척수-망상로는 주로 층판 II, VIII에 있는 이차 신경원으로부터, 또한 층판 V의 이차 신경원으로부터 기원한다. 이차 섬유는 상행하여 연수와 중뇌의 망상체에서 시냅스한다. 이 축색의 대부분은 반대편으로 상행하나, 몇몇은 동측으로 상행한다. 이 부위는 변연계(limbic system)의 중요한 구성 성분으로, 생존에 필요한 감정과 행동에 연계된 뇌 지역으로 구성된다. 척수-망상로는 각성도(alertness)와 의식(consciousness)에 관계된 피부 수용 정보 및 둔한 동통 정보를 운반하는 것으로 생각된다. 통증 자극의 식별 능력에 관계된 정보를 전달하는 척수-시상로와 달리, 척수-망상로는 통증 자극의 정동 및 감정의 일부 정보를 전달하는 데 관여한다(통증의 불쾌함, 통증을 제거하고자 하는 욕구). 통증의 후자의 측면은 통증 자극에 대해 자율 신경계 반응, 행동, 그리고 감정 반응을 일으킨다. 뇌간의 망상체는 또한 상행 망상체 활성화 계통(ascending reticular activation system, 이하 ARAS)의 일부분이 된다.

이 계통은 대뇌 피질의 각성과 의식 유지 기능을 하며, 척수-망상로에 관해서는 통증 자극의 성질 및 반응에 대해 기능한다. 전외측 사분원에서 발견되는 3번째 척수로는 척수-중뇌로(spinomesencephalic tract)이며, 중뇌에서 종지한다. 척수-중뇌로는 통증의 감정-정동 요소에 관여하는 것으로 보인다. 또한 이들은 하행성 진통계(descending analgesic system)의 활성화에도 관계한다. 이 교차되는 척수로는 주로 층판 I, V에서 기원한다. 통증 정보를 상구(superior colliculus)로 전달하며, 이 핵으로 가는 섬유를 척수-피개로(spinotectal tract)라고 부르기도 한다. 대부분의 의식적 통증 및 온도 정보는 전외측 부위에서 반대편으로 상행하며, 이차 섬유의 교차는 척수로 들어간 후 1~2분절 이내의 복측 백색질 교차에서 일어난다는 사실을 기억할 필요가 있다. 그러므로 척수 또는 뇌간의 병변이 있을 경우 병변 아래 부위 반대편의 통증 및 온도 소실을 유발한다.

(1) 척수경부시상로(spinocervicothalamic tract)

척수경부시상로는 촉각과 통각 정보의 운반에 관여한다. 일차 신경원은 후각의 회색질에서 종지한다. 층판 III, IV에서 척수로 신경원의 축색은 동측 후외측 섬유삭에서 척수-경부로로 상행하며 외측 경부 핵에서 시냅스한다. 이 핵은 처음 2개의 경추 척수 분절 후각 끝의 외측에 있는 백색질에 위치하고 있다. 이 핵의 축색은 교차하고, 시상의 내측모대와 함께 상행하여, 그곳에서 시냅스를 이룬다. 시상핵으로부터의 축색은 결과적으로 대뇌 피질로 뻗는다. 비록 외측 경부 핵이 많은 포유류(특히 육식 동물)에서 뚜렷하고 중요한 체성감각 경로의 일부로 생각되지만, 인간에서의 존재와 중요성에 대해서는 분명하지 않다.

(2) 척수시상하부로(Spinohypothalamic tract)

이 경로는 척수 회색질의 다양한 층판, 그리고 층판 I, V, VII에서 기원하며,

동측으로 상행하여 시상하부에 도달한다. 이 경로는 통증의 감정 요소에 관여하는 것으로 보이며, 감정 및 자율 신경계 반응을 유발한다. 시냅스 이후 배측 척주로(Postsynaptic dorsal column pathway) 경로는 층판 X에 있는 중심관(central canal) 주위에 위치한 신경원으로부터 기원하여 배측 척주에서 상행하며 연수 미부의 배측 척주 핵(dorsal column nucleus)에서 시냅스를 이룬다. 이곳에서, 섬유는 시상의 복측 후외방 핵에 있는 내장 수용성 신경원으로 주행한다. 이 경로는 내장 통증 경로이며, 내장 순서적 배열을 이루고 있어, 골반 내 장기로부터의 정보를 운반하는 섬유는 배측 척주로의 정중앙에서, 상복부 장기로부터의 통증 감각은 보다 외측에 위치하여 주행한다.

(3) 척수소뇌로(Spinocerebellar tracts)

상행로의 다음 집단은 소뇌에서 끝나며, 무의식적 고유 감각을 운반한다. 배측 척수소뇌로, 쐐기소뇌로(Cuneocerebellar tract), 복측 척수소뇌로 그리고 척수-올리브로(Spino-olivary tract)로 구성된다. 임상적으로, 가장 중요한 상행로는 DC-ML계와 척수시상로이다. 이 척수로는 신경학적 검사시 검사될 수 있는 진동, 관절 위치 감각, 입체 인지, 가벼운 촉각, 통각, 온도에 관한 정보를 운반한다. 병변은 이 경로를 방해할 수 있으므로 중추 신경계 내에서 그들의 기능과 위치, 교차점을 기억하는 것은 병변부를 알기 위해서 매우 중요하다.

2) 하행로

(1) 피질척수로(Corticospinal tract)

가장 큰 하행로는 피질척수로(corticospinal tract, 이하 CST)이다. 이것은 종종 피라미드로(pyramidal tract)라고 불린다. 이 경로는 수의적(특히 숙련된) 운동에 관여한다. 대부분(대략 2/3)의 섬유는 전두엽의 운동 피질에서 기원하며, 다른 세포체들은 인접한 두정엽의 감각 피질에 위치한다. 피질척수로는 내피막(internal capsule)의 후각(posterior limb)을 통해 뇌간의 복측 부위(기저부)에서 하행한다. 연수의 섬유들은 매우 밀집되어 연수 피라미드라고 하는 두 개의 융기를 형성한다. 연수의 미부에서, 80~90%의 섬유는 피라미드 교차(pyramidal decussation)에서 교차하게 된다. 교차된 섬유들은 외측피질척수로가 되며 척수에서 고유 섬유속(fasciculus proprius)과 DSCT 사이의 외측 백색 섬유속을 통해 하행한다. 피질척수로는 계통 발생학상 비교적 새로운 것이며, 포유류에서만 발견된다. 이는 인간에서 가장 잘 발달되어 있으며, 2세경 완전히 수초화된다. 각 인간의 연수 피라미드에는 대략 1백만 개의 축색이 존재하며, 대부분은 수초화되어 있다. 경추 척수 분절에서, 55%의 섬유가 신경로를 떠나 회색질의 신경원에서 시냅스한다. 흉추 척수 분절에 있는 회색질은 하행 섬유의 20%를 받으며, 요추와 천추 척수 분절에 있는 회색질은 나머지 25%의 척수로 축색을 받게 된다. 경추부에서 외측 피질척수로는 각 분절마다 다양하였으나, 흉추 분절에서는 비교적 일정한 크기를 보였다. 이 다양성은 임상적으로 매우 중요한데, 피질척수로가 전외측계 및 후근 입구부에 매우 가깝게 위치하기 때문에 경피적 척수 신경로 절단술(percutaneous cordotomy), 후근 입구부 소작술(dorsal root entry zone coagulation)과 같은 외과적 시술동안 이 경로가 손상될 수 있기 때문이다. 피질척수로는 뇌간의 운동 활성 조절 능력을 강화하는 것으로 보이며, 또한 수의적, 숙련된(유목적적) 운동을 제공한다. 피질척수로는 주로 사지 원위부의 근육들을 조절하여(손과 손가락에 있는 개개의 근육을 독립적으로 사용하도록 하여) 손으로 기민한 운동, 숙련된 운동을 할 수 있도록 한다. 이런 형태의 섬세한 근육 운동을 분획(fractionation)이라고 하며, 운동 피질의 통합성이 꼭 필요하다. 셔츠 단추를 잠그는 것, 신발끈을 묶는 것들이 이런 운동 형태의 예이다.

CHAPTER 1

(2) 망상척수로(Reticulospinal tracts)

이 척수로는 기술된 것처럼 망상체(reticular formation, 이하 RF)에서 기원하며, 계통 발생학적으로 오래된 신경원군이고, 횡단면상 그물 모양을 보인다. 망상척수로는 뇌간의 중심부에 위치한 다양한 핵으로 구성된다. 핵들은 광범위한 신경원의 돌기를 통해 직 · 간접적으로 중추신경계의 모든 영역과 연결되어 있으며, 수면-각성 주기, 심혈관계와 호흡 기능과 같은 내장 반응의 조절, 통증 인지의 조절, 체성 운동 기능의 조절을 포함한 다양한 활동에 관여한다. 망상척수로는 연수와 뇌교의 경로로 구성된다. 일반적으로 운동시, 이 척수로는 반사 운동의 적응, 조절에 관여한다. 망상체의 자극 부위에 따라 흥분 또는 억제도 발생할 수 있다. 또한, 자세 유지, 상동적 사지 운동, 외부 자극에 대하여 머리와 몸을 돌리는 등의 상동 운동(stereotypical movement: 숙련이 필요없는 운동)에 관여한다.

(3) 전정척수로(Vestibulospinal tract)

이 경로 중 첫 번째는 외측 전정척수로이며, 이는 외측 전정핵(Deiter의 핵)으로부터 기원한다. 섬유는 동측의 척수 전장에 걸쳐 하행한다. 시작부에서는 척수의 복외측 백색질 기둥에서 말초부에 있으나, 하위척수 레벨에서는 복측 백색질 기둥의 내측으로 이동된다. 섬유들은 전각의 층판 VII, VIII의 내측에서 시냅스한다. 이 경로는 경추, 요추, 사지 신전근을 지배하는 운동 신경원을 활성화하고 사지 굴곡근을 지배하는 운동 신경원을 억제함으로써(억제성 Ia 사이 신경원을 통해 다수 또는 단일 시냅스로) 항중력근(antigravity muscle)에 영향을 준다. 이들은 기립 또는 보행시 신체에서 생성되는 예측 불가한 운동을 보상함으로써 균형을 유지하고 직립 자세를 유지하는 기능이다. 다른 전정척수로는 내측 전정척수로이며, 이는 내측 전정핵에서 주로 기원한다. 이 섬유들은 내측 종 섬유속(medial longitudinal fasciculus)내에서 척수의 복측 백색질 기둥의 정중선에 인접해 양측으로 하행하며, 경추 및 상위 흉추 척수 분절의 층판 VII, VIII에서 시냅스를 이룬다. 이 경로는 전정계의 자극에 반응하여 안구 운동에 관계되는 두부의 자세 유지와 연관이 있다.

(4) 피개척수로 및 내측 종 섬유속 (Tectospinal tract and medial longitudinal fasciculus)

피개척수로와 내측 종 섬유속(medial longitudinal fasciculus, 이하 MLF)은 복측 섬유단(ventral funiculus)에 위치한 부가적인 하행로이며, 골격근의 활성에 영향을 주지만 모든 척수 분절에서 발견되지는 않는다.

(5) 척수 신경

척수 신경(spinal nerve)은 31쌍이 존재하며, 각각은 추간공 안에서 후근과 전근이 합쳐져 형성된다. 이 결합의 바로 원위부에서 각 척수 신경은 후방 일차분지(posterior primary division, PPD)와 전방 일차분지(anterior primary division, APD)로 나뉜다. 척수 신경의 후방 일차 분지는 후관절, 등의 피부, 목과 등의 심부 근육을 지배한다. 전방 일차분지는 사지와 체간의 복측, 외측을 지배한다. 연속적인 흉추의 전방 일차분지들은 명확한 분절 지배를 흉부에서 이루고 있다. 그러나, 머리 뒤쪽, 목의 전방 및 외측, 견관절, 상/하지는 신경총에 의해 지배된다. 각 신경총은 인접 전방 일차 분지의 재분화에 의해 형성된다. 신경총은 경추, 상완, 그리고 요천추 신경총 등이 있다.

경부 신경총은 C1~C4 신경의 전방 일차분지에 의해서 형성된다. 이들은 두부, 경부 그리고 견관절의 후외측의 표재 신경을 공급한다. 이 신경총의 운동 섬유는 심부 경부 근육, 설골근, 횡경막, 흉쇄유돌근 및 승모근을 지배한다. 상완 신경총은 C5~T1의 전방 일차 분지에 의해 형성된다(때로는 C4부터 T2까지). 이 신경총은 상지를 지배한다. 신경총의 전방 일차 분지의 혼합에 이어 수많은

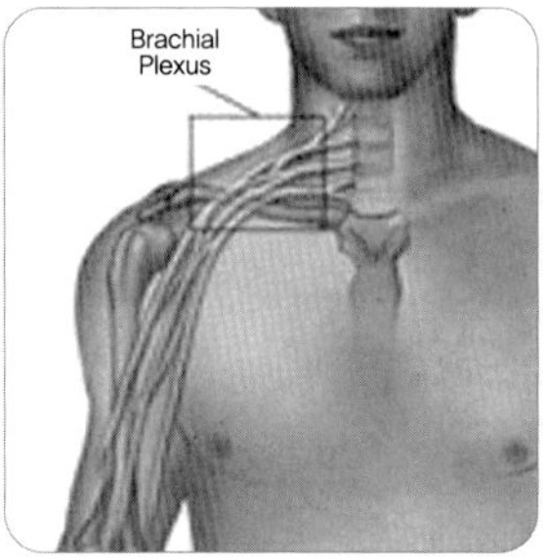

그림 1-7. 상완신경총

가지들이 형성되며, 이는 5개의 큰 종말 분지를 포함한다: 액와 신경, 근피 신경, 요골 신경, 척골 신경, 정중 신경. 액와 신경(C5~6)은 삼각근 부위에 피부 분지를 내고, 삼각근과 소원근의 운동 분지를 낸다. 근피 신경(C5~7)은 전완부의 전외측 및 후외측의 감각을 담당하며, 상완부 굴곡근, 즉 상완 이두근을 포함하는 근육의 운동 분지를 낸다. 요골 신경(C5~8, 때로는 T1)은 상완 및 전완부에 광범위하게 분포한다. 피부 분지는 상완과 전완의 후부를 지배한다. 표재 요골 신경은 손등의 외측 반의 피부와 첫 3개 반의 손가락 및 손톱 부위를 지배한다. 요골 신경은 상지의 신전근에 또한 분포한다. 척골 신경(C8~T1, 때로는 C7)은 전완과 손의 구조물들에 분포하기 위해 내려온다. 운동 분지는 1개 그리고 척골쪽 반의 전완 굴곡근, 손의 내재근으로, 소지구근 및 모든 골간근 그리고 무지구근의 일부를 지배한다. 피부 분지는 손에서만 존재하며, 손의 척골쪽 반을 담당하고, 5번째 손가락 및 4번째 손가락의 척골쪽 반을 포함한다. 정중 신경(C6~C8, T1, 때로 C5)은 전완 굴곡근의 운동 섬유(척골 신경에 지배되는 부위를 제외하고)와 몇몇 손의 내재근(대부분의 무지구근)을 담당한다. 척골 신경과 함께, 감각 부위는 손에만 있으며, 손바닥의 외측과 첫 3개 반의 손가락 및 손톱을 포함한다(그림 1-7). 요천추 신경총은 3번째 신경총으로, L2부터 S2까지의 전방 일차 분지로 구성되어 있다(L1과 S3의 보급도 받는다). 이 신경총의 주된 가지는 대퇴 신경, 폐쇄 신경, 둔부 신경, 좌골 신경, 총 비골 신경과 그 분지, 그리고 경골 신경이다. 광범위하게 분포하는, 그러나 거기에 국한되지 않는 피부 신경은 외측 대퇴 표재 신경, 복재 신경, 후 대퇴 표재 신경, 장딴지 신경이다(그림 1-8).

폐쇄 신경(L2~L4)은 대퇴 내전근 및 박근(gracillis)의 운동 신경을 담당하

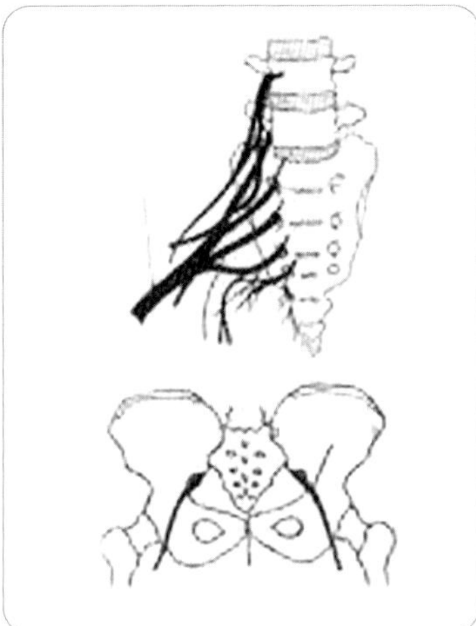

그림 1-8. 요천추신경총

며, 또한 내측 대퇴부의 피부를 담당한다. 대퇴 신경(L2~L4)은 전방 대퇴부 근육의 운동 신경(예; 사두근)으로, 다리를 펴는 데(신전 기능) 도움을 준다. 대퇴 신경의 피부 분지는 전방, 전내측 대퇴부를 지배하며, 복재신경(L3, L4)을 통해 종아리와 발의 내측을 지배한다. 대퇴부의 외측은 외측 대퇴 표재 신경(L2, L3)에 의해 지배된다. 좌골 신경(L4~S3)은 우리 몸에서 가장 큰 신경이다. 이 신경은 두 가지 부분(경골 및 총비골 신경)으로 구성되어 있으나 대퇴 후부에서는 하나로 묶여 있어 한 개의 신경으로 되어 있다. 대퇴 후부에서 운동 분지는 슬괵근(대퇴 이두근, 반건양근, 반막양근)을 지배하며, 다리를 구부리는(굴곡 기능) 역할을 한다. 대퇴 후부의 피부 신경 지배는 후 대퇴 표재 신경(S1~S3)을 통해 이루어진다. 좌골 신경은 무릎의 근위부 다양한 부위에서 총 비골 신경 및 경골 신경으로 나뉜다. 총 비골 신경(L4, L5, S1, S2)은 비골 경부를 외측으로 돌아서 두 개의 주된 분지로 나뉜다: 표재 비골 신경과 심부 비골 신경. 표재 비골 신경은 비골근들에 근육 분지를 내며, 발의 외전을 담당하고, 하퇴의 원위부, 전외측 1/3, 그리고 발등의 피부 감각(첫번째 지간 간격을 제외)을 담당한다. 심부 비골 신경은 전방 하퇴 근육의 운동 신호를 보내며, 발의 등쪽 굴곡과 발가락의 신전을 돕는다. 피부 분지는 첫 두 개의 발가락 사이 공간의 피부를 담당한다. 좌골 신경의 다른 분지는 경골 신경이다(L4, L5, S1, S2, S3). 이는 종아리 후부의 근육(비복근[gastrocnemius]을 포함)을 지배하여 발의 바닥쪽 굴곡을 담당한다. 경골 신경의 분지 및 총 비골 신경의 분지가 합쳐져 비복 신경(sural nerve)이 된다. 이는 하퇴부의 후외측의 감각을 담당한다. 이 비복 신경은 운동 기능이 없어 신경 이식 등에 자주 사용된다. 경골 신경은 내과 부위에서 내측 및 외측 족저 신경으로 나뉘며, 이는 발바닥 부위로 가는 운동 및 감각 분지를 낸다. 상, 하 둔 신경은 고관절을 움직이는 근육을 지배한다. 하둔 신경(L5, S1, S2)은 가장 강한 고관절 신전근인 대둔근에 분포한다. 상둔 신경(L4, L5, S1)은 중둔근, 소둔근과 대퇴 근막 긴장근에 분포하며, 고관절 외전에 관여한다.

발생학적 기원 때문에, 한 개의 근육이 여러 척수 분절에 의해 지배받거나, 한 분절이 한 개 이상의 근육을 지배하는 데 관여하기도 한다. 신경총의 후근 섬유의 혼합은 피부 분절 양상과 다른 분포를 보이게 할 수 있다. 그러나 특정 피부를 지배하는 말초 신경의 기원(척수 분절)은 같은 부위 피부 분절을 지배하는 척수 분절을 포함한다. 예를 들어, 외측 대퇴 표피 신경은 L2, L3분절로부터 생기며, 그 말초 신경 양상은 L2, L3 피부 분절 부위를 포함한다.

| 참고문헌 |

1) Abrahams VC: The distribution of muscle and cutaneous projections to the dorsal horn upper cervical cord of the cat. In F Ceervero, GJ Bennett & PM Hadley (Eds.). Processing of sensory information in the superficial dorsal horn of the spinal cord. New York: Plenum Press, 1989.
2) Adams RD, Salam-Adams M.: Chronic nontraumatic diseases of the spinal cord. Neurol Clin, 9(3), 605-623, 1991.
3) Adams RD, Victor M: Principles of neurology(4th ed.). New York : McGraw-Hill, 1989.
4) Amaral DG. : The functional organization of perception and movement. In ER Kandel, JH Schwartz, & TM Jessell (Eds.). Principles of neural science (4th ed.). New York: McGraw-Hill. 2000.
5) Andrew D, Craig Ad.: Spinothalamic lamina I neurons selectively sensitive to histamine: A central neural pathway for itch. Nat Neurosci, 4(1), 72-77, 2001.

6) Basbaum AI, Jessell TM.: The perception of pain. In ER Kandel, JH Schwartz, & TM Jessell (Eds.). Prinception of neural science (4th ed.). NewYork: McGraw-Hill, 2000.
7) Belanger M et al.: A comparison of treadmill locomotion in adult cats after spinal transaction. J Neuropbysiol, 7, 471-491, 1996.
8) Bosco G, Poppele R.E.: Proprioception from a spinocerebellar perspective. Pbysiol rev, 81, 539-568, 2001.
9) Brooks VB.: The neural basis of motor control. New York: Oxford University Press, 1986.
10) Browne PA et al.: Concurrent cervical and craniofacial pain. Oral Surg Oral Med Oral Path, 86(6), 633-640, 1998.
11) Canedo A.: Primary motor cortrex influences on the descending and ascending systems. Prig Neurobiol, 51, 287-335, 1997.
12) Carpenter MB.: Core text of neuroanatomy (4th ed.). Baltimore: Williams & Wilkins, 1991.
13) Carpenter MB, Sutin J.: Human neuroanatomy (8th ed.). Baltimore:Williams & Wilkins, 1983.
14 Craig AD, Zhang ET, Blomqvist A.: Association of spinothalamic lamina I neurons and their ascending axons with calbindin-immunoreactivity in monkey and human. Pain, 97,105-115, 2002.
15) Davidoff RA.: The pyramidal tract Neurology, 40, 332?339, 1990.
16) Ekerot CF, Larson B, Oscarsson O.: Information carried by the spinocerebellar paths. Prog Brain Res, 50, 79-90, 1979.
17) Engberg I, Lundberg A.: An electromyographic analysis of muscular activity in the hundlimb of the cat during unrestrained locomotion. Acta physiol scand, 75, 614-630, 1969.
18) FitzGerald MJT, Folan-Curran J.: Clinical neuroanatomy and related neuroscience (4th de.). Edinburgh: WB Saunders, 2002.
19) Ghez C.: Posture. In ER Kandel, JH Schwartz, & TM Jessell (Eds).Principles of neural science (3rd ed.). Norwalk, Conn: Appleton & Lange. 1991.
20) Grant G, Xu Q.: Routes of entry into the cerebellum of spinocerebellar axons from the lower part of the spinal cord. Exp Brain Res, 72, 543-531, 1988.

CHAPTER 1

21) Grillner S, Wallen P.: Central pattern generators for locomotion, with special reference to vertebrates. Ann Rev Neuroscience, 8, 233–261, 1985.

22) Han ZS, Zhang ET, Craig AD.: Nociceptive and themoreceptive lamina I neurons are anatomically distinct. Nat Neurosic, 1(3), 218–225, 1998.

23) Hiersemenzel I, Curt A, Dietz V.: From spinal shock to spasticity. Neuronal adaptations to a spinal cord injury. Neurology, 54, 1574–1582, 2000.

24) Hodge Jr. CJ, Apkarian AV.: The spinothalamic tract. Crit Rev Neurobiol, 5(4), 363–397, 1990.

25) Keegan JG, Garrett FV.: The segnental distribution of the cuntaneous nerves in the limbs of man. Anat Rec, 102, 409–437, 1948.

26) Kiernan JA.: The human nervous system (7th ed.). Philadelphia: JB Lippincott, 1998.

27) McCloskey DI.: Human proprioceptive sensation. J Clin Neurosic, 1(3),173–177, 1994.

28) Miyabayashi T, Shirai T.: Synaptic formation of the corticospinal tract in the rat spinal cord. Okajimas Folia Anat Jmp, 65(2–3), 117–140, 1988.

29) Nathan PW, Smith MC.: The rubrospinal and central tegmental tracts in man Brain, 105, 223–269, 1982.

30) Nathan PW, Smith MC, Cook AW.: Sensory effects in man of lesions of the posterior columns and of some other afferent pathways. Brain, 109,1003–1041, 1986.

31) Parmieri G et al.: Course and termination of the pyramidal tract in the pig. Arcb d'anat Micro, 75, 167–176, 1986.

32) Schmelz M et al.: Specific C–receptors for itch in human skin. J Neurosic, 17(20), 8003–8008, 1997.

33) Schoenen J.: Clinical anatomy of the spinal cord. Neurol clin, 9(3), 503–532 1991.

34) Swwards TV, Sewards MA.: The medial pain system: Neural representations of the motivational aspect of pain. Brain Res Bull, 59, 163–180, 2002.

35) Snell RS.: Clinical neuroanatomy for medical students (5th ed.).Philadelpia: Lippincott Williams & Wilkins. 2001.

36) Young Pa.: The anatomy of the spinal cord pain paths: A review. J Am Paraplegia Soc, 9, 28–38, 1986.

Chapter 02

척수 손상의 병태생리학

CHAPTER 2

외상성 척수 손상은 피부와 척수 사이의 인대, 근육, 골성 구조가 외력에 대해 견디지 못할 때 발생한다. 외력에 이어, 단계적인 병적 기전들이 발생하여, 진행되는, 비가역적인(현재까지는) 신경 손상을 일으킨다. 혈관 손상, 척추성 척수병증, 또는 종양에 의한 압박 등의 다른 비외상성 손상 또한 이러한 일반적인 손상 기전을 공통적으로 가지고 있는 것으로 생각된다. 손상 기전이 속속 밝혀지면서, 손상된 척수의 기능 회복에 대한 연구도 많이 진행되고 있다. 척수 손상의 기전, 그리고 의심되는 요소들이 과연 척수 손상을 조장하는지, 또는 그 요소들이 손상에 의한 세포 사멸의 결과인지에 대한 현재까지의 연구 결과들을 간략히 기술하고자 한다.

1. 손상의 연쇄반응

척수 손상의 동물 연구, 임상적 경험에 의하면, 척수의 병변은 외상 후 수 시간에서 수 일 또는 수 주에 걸쳐 처음 손상의 범위보다 점점 더 진행한다. 현재는 분리된 손상의 구성 성분, 즉 일차 및 이차 손상이 급성 척수 손상에 의한 최종적 신경학적 결손에 기여한다고 설명하고 있다(표 2-1).

표 2-1. 외상성 척수 손상의 병리 기전

손상 기전	기계적 파괴
	전해질 유입
	세포 내 Na^+ 증가
	세포 외 K^+ 증가
	세포 내 Ca^{2+} 증가

	신경인성 쇽–저혈압
	출혈
이차 손상 기전	외상 후 허혈
	미세 순환의 소실
	척수 혈류의 감소
	내인성 아편양 물질의 유리
	아데노신 삼인산(ATP) 생산의 감소
	칼슘 불균형
	칼슘 유입 가속
	이온 조절성 Ca^{2+} 관문의 활성화
	글루탐산–매개성 흥분 독성
	자유기 형성
	인지질 분해 효소 A2–arachidonic acid 유리
	출혈 제일철[Fe^{2+}] 자유기 형성
	지질 세포막 과산화
	염증
	Nuclear factor–kB 활성화
	에이코사노이드 생산
	류코트라이엔 생산
	키니노젠–키닌 반응
종말 기전	괴사
	세포 자멸

일차 손상은 막 전해질의 이동, 막 결합 에너지 저장의 감소, 초기 형태학적

조직 변화가 수반되는 급성 마비를 일으킨다. 이차 손상은 수 시간~수 일에 이르는 생화학적 연쇄 반응으로 특징지워지며, 초기에 생존한 축삭의 신경막을 보다 불안정화시키게 된다. 일차, 이차 손상의 중요한 구별점은, 일차 손상의 경우는 초기 조직 파괴에 이어 수동적으로 발생하지만, 이차 손상은 분자, 세포 과정에 의해 능동적으로 발생한다는 것이다. 이 연합 반응의 결과 세포 괴사 또는 세포 사멸(apoptosis)이 일어나게 된다.

2. 일차손상

척수에 가한 충격은 신경막의 기계적 압박, 병변부의 신경생리학적 전도의 결손을 초래한다. 또한, 초기 손상은 비정상적 세포 내 유입, 에너지 저장의 결손, 출혈, 손상 세포로부터의 정상 대사 산물과 용해소체(lysosome)의 유리를 초래하게 된다.

가. 압박

일차 기계적 충격은 신경막의 파괴를 초래하며, 잔류 골절편에 의한 지속적인 압박을 받을 수 있다. 척수는 점탄성이 있는 조직으로, 기계적 압력을 감소시킬 수 있는 능력이 매우 크다. 개에서의 척수 손상 모델에서 피스톤을 이용하여 지속적인 압박을 가함으로써, Carlson 등은 최대 압박 5분 내에 피스톤-척수 접촉면 압력의 감소가 50% 발생하며, 최대 압박 90분 후에는 87%의 압력 감소가 나타난다고 하였다. 그러나, 이렇게 명백한 압력 감소의 능력이 있음에도 불구하고, 압박된 척수는 체성감각 유발전위의 회복을 보이지 않으며, 압박 전보다 상당히 감소된 국소 혈류를 보인다. 반대로, 최대 압박 5분 이내에 척수 감압을 시행한 동물들에서는 체성감각 유발전위의 회복을 보였으며, 30분 내에 국소 혈류의 회복을 보였다. 비슷한 결과가 여러 저자들에 의해 보고되었다. 지속된 압박-손상 모델에서, Delamarter[10]는 1시간 내에 감압을 시행하였을 경우, 12마리 중 11마리의 개에서 보행 능력의 회복을 보고하였고, 체성감각 유발전위의 72%를 회복하였다고 보고하였다. 그러나, 6시간 이상의 압박이 있었을 경우 신경학적 회복이 없었으며, 조직학적 분석상 척수 괴사의 진행 소견을 보였다.

비록, 급성 척수 손상에서 조기 감압의 효과에 대한 많은 실험 연구가 있었지만, 임상적 적용에 있어서는 부족한 것이 사실이다. 무작위, 전향적 연구를 시행하였던 Vaccaro 등[27]은 손상 72시간 내(평균 1.8일)에 경추 감압술을 시행한 환자군과 5일 이후(평균 16.8일) 감압을 시행한 환자군의 신경학적 회복 사이에 유의한 차이가 없다고 보고하였다. 그러나, 임상적으로 조기 감압의 효과가 없다고 인식되는 것은 손상 수 시간 내 감압을 시행한 실험적 손상 모델과, 손상 수 일 후 일반적으로 행해지는 조기 감압의 임상 결과 사이의 시간적 차이 때문으로 생각된다.

1) 전해질 유입

척수의 좌상은 신경원의 세포막의 불안정화를 초래하여 손상부에서의 전해질의 세포내 유입을 유발하는 것으로 보인다. 능동적으로 유지되던 전해질 농도 차의 소실, 세포외액과 세포내 함유물의 확산 평형은 손상 초기에 신경 기능의 비정상화를 초래한다.

나트륨(Sodium). 척수 내에서 조직의 전체 Na^+ 농도($[Na^+]_t$)는 대략 55mM이며, 세포 외 Na^+ 농도($[Na^+]_e$)는 대략 150mM이며, 세포 내 Na^+ 농도($[Na^+]_i$)는 31mM이다. 축삭 세포막의 파괴로 인해 세포 내와 세포 외 공간의 농도 평형이 이루어져, $[Na^+]_e$의 감소가 일어난다. 세포 내에서는 $[Na^+]_i$의 증가가 발생하여 세포 내 산증, 세포독성 세포 부종, 세포 내 인지질 분해효소 활성화가 일어난다. 실험적 척수 손상 모델에서, Young[29]은 손상 후 1시간 내에 병변부에서 40%의 $[Na^+]_i$증가를 보고하였으며, 3시간 내에 정상보다 100% 증가한다고 하였다. 이러한 전해질의 이동은 심각한 조직 종창을 유발하며 손상후 척수 혈류 감소의 원인이 될 수 있다.

칼륨(Potassium). 척수에서 전체 조직의 K^+ 농도($[K^+]_t$)는 89mM이며, 세포 외($[K^+]_e$)에서는 대략 3-4mM, 세포 내($[K^+]_i$)에서는 대략 110mM로 측정된다. 축삭 세포막의 파괴는 세포 내와 세포 외 농도의 평형을 유발하여, $[K^+]_e$의 증가를 초래한다. Vyklicky와 Sykova[28]는 $[K^+]_e$가 10mM이상 증가할 경우 축삭 전도를 막는 것으로 보고하였고, 척수 좌상으로 인한 초기의 마비 증세는 $[K^+]_e$의 증가에서 기인하는 것으로 생각된다고 하였다. Young 등은 전해질-특이 미세 전극을 이용하여, $[K^+]_e$가 손상 전 농도인 4mM에서 손상 수초 내에 평균 54mM, 최대 87mM까지 증가한다고 보고하였다.[29] K^+ 이온의 지수 반감기는 31-38분으로 알려졌으며, 이는 혈류에 따라 달라진다. 유발 전위는 손상 직후 사라졌다가, $[K^+]_e$ 가 15mM 이하로 떨어지면 돌아오는 것으로 알려져 있다.

칼슘(Calcium). 손상 후 축삭의 Ca^{2+} 유입은 급성 척수 손상의 일차 및 이차 손상 모두에서 연관된다. 정상에서의 세포 외 Ca^{2+} 농도($[Ca^{2+}]_e$)는 세포 내 농도에 비해 수천 배의 농도를 가지며, 정상적 신경원의 기능을 위해 능동적인 농도 차의 조절이 필요하다. Ca^{2+}은 신경원의 세포 골격과 효소 기능의 조절에 중요한 역할을 하며, 신경 흥분시 Na^+과 K^+의 전도성을 조절하며, 시냅스의 신경 전달 물질의 저장과 유리에 관여한다.

척수의 좌상은 수 분 이내에 $[Ca^{2+}]_e$의 상당한 감소를 일으키는데, 1.2mM

에서 0.01mM까지 떨어진다.[30] 병변부 백색질에서의 세포 외 Ca^{2+}은 첫 1시간 동안 회복되나, 1~3시간 사이에 0.01mM 미만으로 떨어진다. 주위 척수의 $[Ca^{2+}]_e$는 3시간까지 손상 전 수준에 가깝게 돌아온다. $[Ca^{2+}]_e$의 이러한 상당한 급격한 농도 감소는 세포 내외간의 평형의 범위를 초과하는 것으로, 상당량의 Ca^{2+}이 세포 내로 들어가 손상된 조직 내에 침전된다는 것을 시사한다. 인지질 분해 효소 및 인산 분해 효소의 활성화, 그리고 다른 Ca^{2+}에 의한 이러한 침전 반응은 그 이상의 이차적 손상 진행을 유발하는 것으로 보인다.

2) 신경인성 쇽

척수의 신경인성 쇽은 세포 외 공간으로의 K^+ 유출에 의한 전도 장애와 관련이 있는 것으로 보인다. 다양한 실험적 연구에서 좌상 직후에는 짧은 기간의 고혈압과 빈맥 소견을 보이며, 이후에 신경인성 쇽의 전형적인 증상인 저혈압, 서맥, 말초 혈관 저항의 감소 소견을 보인다고 하였다.[22] 의심되는 기전으로는 교감 신경-부신 축의 시상하부-척수 경로에서의 전도 소실과 교감 신경 톤의 상실이다. 신경인성 쇽의 전신적 효과를 복잡하게 하는 것들은 척수의 좌상에 의한 자가 척수 조직의 자가 조절 능력 상실이다. 정상 척수에서의 혈류의 자가 조절은 뇌에서와 같은 범위에서 일어난다(~50-130mmHg). 이러한 척수의 자가 조절 능력의 상실로 인해 척수는 혈류를 신경인성 쇽과 저혈압에 의한 전신적 혈류에 의존하게 되어, 손상된 척수는 국소적 허혈에 빠지게 된다.

나. 출혈

척수의 좌상은 회색질의 조기 출혈을 유발하며, 보다 심한 경우는 백색질도 침범하게 된다(그림 2-1).

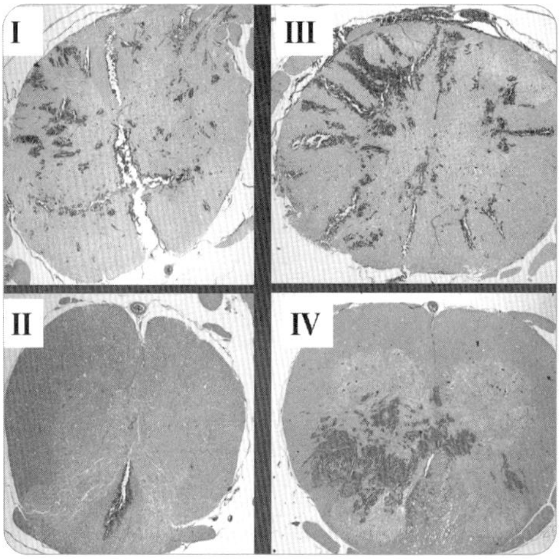

그림 2-1.

1911년 Allen에 의해 처음 기술된 바와 같이, 급성 손상시, 회색질에서의 점상 출혈과 백색질에서의 부종이 손상 15분 내에 출현한다. 출혈은 첫 2시간 동안 증가하며, 4시간까지 축삭 부종을 가리키는 "수많은 부어오른 axis cylinders"들이 출현한다. 전자 현미경 연구에서, 최소 손상 5분 내에 회색질의 근육 세정맥(muscular venules) 벽의 파열을 보고하고 있다. 손상 15~30분 후에는 적혈구의 혈관 주위 유출과 축삭 부종이 일어난다. 4시간까지, 백색질의 수초의 파괴, 축삭 변성, 허혈성 내피 손상이 관찰된다. 미만성 조직 부종, 최초의 출혈 중심 구역에서의 괴사 뿐만 아니라 배측 세포 기둥(dorsal column)에서의 명백한 탈수초화 또한 24시간 이내에 관찰된다.

내피 세포 기능의 변화는 혈관 투과성의 증가, 혈소판 침착, 제1철 이온(Fe^{2+}) 유리기 형성, 백혈구 활성화를 초래하며, 이는 초기의 혈관 손상과 출혈이 처음 급성 손상을 증가시키는 이차 손상 과정을 진행시키는데 중요한 역할을 함을 암시한다.[22] 이전에, Allen[2]은 척수 절개술을 통한 중심성 출혈성 조직의 외과적 제거를 제안한 바 있지만, 이후의 연구에서 척수 절개술의 효과에 대해서는 이견이 많다.

3. 이차손상

척수 손상의 진행에 관여하는 이차적 척수 손상에 관계된 많은 실험 결과가 있다. 진행성 손상 기전을 암시하는 주목할 만한 현상들로는, 손상 후 수 시간~수 일 동안 사라졌던 유발 전위가 일시적으로 돌아오는 것, 손상 후 수 시간까지 백색질 혈류의 상당한 감소가 지연되는 현상이다. 가장 확실한 증거는 다양한 실험적 투약을 통해 척수 손상의 효과를 최소화했다는 보고들이며, 이는 이차 손상 경로의 일부를 차단했음을 암시하는 것들이다.

척수 손상의 이차적 매개에 관여하는 허혈, 비정상적 Ca^{2+} 항상성, 유리기 형성, 염증 등의 몇몇 이론들이 설명되고 있다. 각 이론들이 독립적인 원인에 대해 설명하고 있기는 하지만, 각각이 보다 복잡한 손상 경로의 일부인 것으로 생각된다.

가. 손상 후 허혈

손상 후 허혈이 이차 손상의 원인인지 결과인지는 분명하지 않다. 일반적으로, 대부분의 연구들은 회색질의 손상 후 저관류(hypoperfusion)가 일어난다는 것에는 동의하고 있다. 비슷하게, 다수의 연구가 심한 손상 후 백색질에서도 혈류의 감소를 보고하고 있으나, 다른 연구에서는 백색질 경로 근처의 손상 후 허혈에 대해 다양한 결과를 보고하고 있다.

허혈이 척수 손상을 진행시킨다는 근거들은, 외상 후 손상 부위에서의 젖산(lactate)의 증가, 조직 산소 함량, 파이루브 산(pyruvate), 아데노신 삼인산(ATP)의 감소 등이다. 허혈이 척수 손상을 진행시킨다는 가장 강력한 근거는 아마도 외상 후 저관류와 백색질의 혈류량, 손상의 심각성, 유발 운동 및 감각 전위를 포함하는 신경생리학적 기능 간의 직접적 비례 관계를 연구하는 것으로 보인다[5]. 축삭 기능의 향상은 척수 혈류의 향상과 연관이 깊으며, 이는 혈류를 회복시키는 것이 이차 손상 기전을 최소화 할 수 있다는 것을 의미한다.

허혈의 기전으로 제시된 것들 중 하나는, 외상에 의해 압박된 척수 조직의 미세 순환의 손상이다.[24] 외상을 받은 척수에 기계적 압박을 가한 모델 연구에서, 전후방의 압박력은 척수 중심부에서 가장 심각한 종 압박력을 초래한다고 하였다. 이처럼 척수의 연막에 인접한 큰 표면 혈관들은 전단 압력에 대해 척수 내에 있는 작은 혈관에 비해 덜 취약하다. 손상 받지 않은 인간의 척수 조직과 손상된 조직을 비교한 미세 혈관 조영술 결과로, Tator와 Koyanagi[24]는 주요 척수 혈관에서는 폐색이 발생하지 않았다고 하였다. 주요 손상은 전방 척수 동맥(anterior spinal artery)으로부터 기원하는 전방 구 동맥(anterior sulcal artery)의 분지부에서 가까운 곳에서 발생하며, 이로 인해 회색질에 광범위한 저관류를 초래한다고 하였다. 인접 백색질에서의 허혈과 출혈성 손상은 이론적으로 급성 손상된 척수의 정맥 환류의 장애에서 비롯된다.

척수의 미세 순환 장애와 함께, 손상 후 자가 조절 기능의 장애로 인해, 손상된 척수의 혈액 공급은 선호 관류를 위한 전신 혈압에 의존하게 만든다. 신경인성 쇽과 전신적 저관류의 복잡한 상호 관계는 이환된 척수 분절의 국소 허혈을 보다 진행시킨다. 몇몇 연구에서 내인성 아편양 물질(endogenous opiates)의 이차적 척수 허혈 매개 작용을 보고한 바 있다.[16] 이론적으로, 척수의 내인성 아편양 물질의 유리는 저혈압 및 척수 혈류 감소를 초래한다. 몇몇 아편양 물질 수용기가 척수 내에서 확인되었다(mu, sigma, delta, epsilon, kappa). 실험 연구에서, kappa 수용기 매개 기전이 척수 손상에 가장 크게 관여하는 것으로 밝혀졌고, 선택적 kappa 수용기 차단제가 기능적 회복을 도와 준다고 하였다. 불행히도, 비선택적 아편양 물질 길항제인 naloxone의 임상적 사용의 결과에는 이견이 있어, 보다 복잡한 투여량-반응 관계가 있음을 암시하고 있다.

나. 칼슘 불균형

전에 기술했던 바와 같이, 급성 척수 손상은 심각한 양의 Ca^{2+}의 세포 내 유입, 세포 내 침착, 세포 외 Ca^{2+} 농도의 지속적 억제를 초래한다[21,26]. Ca^{2+} 자체는 세포 내에서 정상 신경원의 기능을 위해 중요한 기능을 한다. 억제되지 않은 Ca^{2+}의 세포 내 유입은 세포 내 운반 및 세포막의 이온 투과성을 변화시킨다. 또한, Ca^{2+}은 미토콘드리아에 결합하여, 산화적 인산화(oxidative phosphorylation)의 억제(uncoupling) 및 아데노신 삼인산의 에너지 저장의 고갈을 초래한다. Ca^{2+}의 세포내 유입은 칼슘 의존성 단백질 분해 효소 외에도, 인지질 분해 효소 A^2(phospholipase A^2)의 활성화를 진행시켜, 결과적으로 세포막 인지질의 arachidonic acid, 유리기의 유리, 세포막 지질의 과산화를 초래하여 세포막 변성을 유발한다. Balantine과 그의 동료들[3]은 노출된 척수에 염화 칼슘을 투여하여 외상으로부터 기인하는 칼슘 의존성 단백질 분해 효소에 의한 축삭 수초 및 세포 골격 단백질의 변성을 유발시켰다.

세포의 손상 및 사멸에 관여하는 직접적인 역할 외에도, Ca^{2+}이 조절되지 않고 과량 투여될 경우 세포 내 Ca^{2+} 초과로 인한 다른 경로도 일으키는 것으로 보인다.[26] 최근의 연구들은 흥분성 아미노산인 글루탐산(glutamate)를 손상 후 Ca^{2+} 유입의 진행에 중요한 인자로 지목하고 있다. 다시 말해, 글루탐산은 이온 조절성 수용기 및 대사 조절성 수용기로 세분되는 일련의 수용기를 통해 신경원과 아교 세포(glia)를 자극하는 것으로 보인다. 글루탐산의 이온 조절성 수용기는 다시 N-methyl-D-aspartate(NMDA) 수용기 및 non-NMDA kainate(KA)

수용기로 분류된다. 이온 조절성 수용기가 활성화되면, 각각의 양이온(예, Na^+, K^+, Ca^{2+})의 투과성에 의해 대표되는 이온 관문이 열리게 된다. 최근의 견해는 조절되지 않은 NMDA 수용기의 활성화가 국소적 허혈 손상에서 보이는 것과 같은 급속도로 진행되는 회색질 신경 변성과 가장 연관이 있다고 보는 것이다. 반대로, KA 수용기 매개 손상은 회색질 신경 변성보다 지연되어 관련되며, 이는 완전 대뇌 허혈에서 보이는 것과 비슷하다.[26] 축색의 백색질 경로에서 보이는 글루탐산 수용기의 발현은 보다 다양하며, NMDA, KA 수용기 기전 모두 능동적으로 손상 후 Ca^{2+} 이온 유입에 관여하는 것으로 보인다.

손상 후 신경막 전위의 파괴 및 세포 에너지 고갈은 에너지 의존성 이온 펌프의 반전을 초래한다. 결과적으로 세포막 탈분극이 일어나 전위-개폐 칼슘 관문(voltage-gated calcium channel)을 개방하여, 보다 많은 Ca^{2+}의 유입을 허용한다.[17] 조절되지 않은 탈분극은 또한 NMDA 관문 통로로부터 정상적으로는 이온의 유입을 방지하는 마그네슘 이온의 양전하를 제거하게 된다. 탈분극은 시냅스 종말의 글루탐산 유리의 증가를 유발하며, 또한 에너지 의존성 글루탐산 재흡수를 감소시켜, 더욱더 신경막의 불안정화를 초래하는 Ca^{2+} 유입의 가속화를 초래하고 손상 범위를 넓히게 되며, 이를 흥분 독성(excitotoxicity)라고 한다. 다른 수용기에 비해 명백히 높은 Ca^{2+} 투과도 때문에, NMDA 수용기 관문을 통한 글루탐산 유발성 Ca^{2+} 유입은 동등한 KA 또는 전위 개폐 칼슘 관문에 비해 보다 더 신경독성이 있는 것으로 보인다.

글루탐산 NMDA 수용기 및 KA 수용기의 특이적 차단제가 효과가 있다는 보고들이 나오고 있다. 그러나, 다수의 Ca^{2+} 유입 경로가 있기 때문에, Ca^{2+} 유입 경로의 일부만 차단하는 것은 칼슘 매개성 신경 독성에 대한 완전한 보호를 제공하지는 못하는 것으로 보인다.

다. 유리기(free radicals) 형성

유리기의 형성이 이차성 척수 손상의 진행을 유발한다는 보고들이 많이 있었고, 현재 척수 손상의 임상적 치료의 이론적 배경이 되어 왔다. 유리기는 바깥 궤도에 전자가 없는 분자이다. 이러한 특징 때문에, 매우 반응성이 높아서, 특히 연쇄 반응을 통해 전파할 수 있는 능력이 있다. 산화 환원과 같은 세포 대사의 정상 성분으로서, 유리기들은 외상 및 저산소성 손상 중에 미토콘드리아의 전자 운반 회로로부터 전이되는 전자를 산소가 포용하는 능력이 불충분해지기 때문에 과량 생성된다. 외상 후 상태에서, 유리기가 유리되는 다른 경로로는 세포막 인지질로부터 Ca^{2+} 매개성 인지질 분해 효소 A^2(Ca^{2+}-mediated phospholipase A^2)에 의해 유리되는 arachidonic acid의 산화, 출혈 산물로부터 유리된 제 1철 이온(ferrous ion)이 산소 기반의 자유기 반응 및 지질 과산화 반응을 유발하는 것, 손상 부위로 침범한 호중구(neutrophil)의 호흡 과다(respiratory burst)이다.

세포들은 정상적으로 과산소 디스뮤타제(superoxide dismutase), 카탈라아제(catalase), 아스코르빈산(ascorbic acid), 알파 토코페롤(alpha-tocopherol, vitamin E), 스테로이드 등의 내인성 인자에 의한 유리기 조절 능력을 가지고 있다. 과도한 유리기 형성을 조절하지 못하면 지질의 과산화, 단백질 손상, 세포막 불안정화가 초래된다. 특히 치명적인 요소들은 황-함유 아미노산(sulfur-containing amino acids)과 다불포화지방산(polyunsaturated fatty acid)이며, 다불포화지방산은 신경원의 세포막의 주요 구성 성분이 된다.

라. 염증 반응

급성 염증 과정의 특징은 동물 척수 손상 모델에서 입증되어 왔다. 몇몇 연구에서 초기 병변부의 혈소판 침착을 입증하였다. 형태학적 및 효소 연구에서는 급성 척수 손상에서 조기에 다형핵백혈구(polymorphonuclear neutrophil)가 침투하여 신경포식을 하는 것을 입증하였다. Arachidonic acid 대사의 활성화는 염증전 매개 물질의 축적을 가져오는데, 이들은 프로스타글란딘 및 에이코사노이드, 트롬복산, 류코트라이엔이다. Chao 등[9]은 손상된 척수에서 키니노젠의 축적 증가 및 염증 전 키닌으로의 변환을 입증하였다. 키니노젠-키닌 반응의 활성화는 계속 염증을 매개하여 인지질 분해 효소를 활성화시켜 그들의 최종 산물을 형성시키는 것으로 보인다.

염증이 이차성 손상 과정을 능동적으로 매개한다는 가장 확실한 근거는 척수 손상 뒤 nuclear factor-κB(NF-κB)가 활성화된다는 최근의 보고이다. NF-κB 전사 인자 집단은 염증, 증식, 세포 사멸 반응을 조절하는 다양한 전사 활동에 필요하다. 전기 영동 및 조직학적 분석 방법을 통해, Bethea 등[4]은 외상성 척수 손상 후 NF-κB의 활성화의 증거를 입증하였다.

4. 세포사멸

직관적으로 세포 에너지 저장, 능동적으로 유지되던 이온 농도차, 그리고 세포막의 구조적 온전성의 소실로 인한 엔트로피 종말은 세포의 사멸 및 괴사이다. 아마도, 그러한 최종 사건들은 전체 세포 손상의 정도에 따라 제한될 것이다. 여러 연구상에서 다른 세포 사멸 경로인 세포 사멸(apoptosis)이 밝혀졌으며, 외상성 손상 후 지연성 신경 세포 사멸의 과정에 상당한 역할을 하는 것으로 밝혀졌다. 병리학적으로, 세포 사멸의 특징은 괴사에 관계된 구조적 해리에 비해 세포체의 치밀화, 핵의 분절화, 표면 수포 형성 등이다. 생리학적으로, 세포 사멸의 기능은 기능을 하지 않는 신경원들이 발생 중 또는 재생 중 소멸되는 계획된 과정이다.

최근의 연구에서, 급성 척수 손상 3시간 이내에 상행 및 하행 백색질 경로의 Wallerian 변성이 일어나는 지역 뿐만 아니라 병변부의 중심 부근에서 세포 사멸 활동을 보고하였다. 점점 더 많은 연구들이 신경흥분-독성 기전(excitotoxic mechanism)이 세포 사멸의 초기에 발생한다고 보고하고 있으나, 다른 보고들에서는 세포 사멸이 그 세포가 노출된 글루탐산의 농도에만 의존한다고 하고 있다(글루탐산의 농도가 높으면 세포 괴사, 낮으면 세포 사멸). 개시 기전으로서, 최근 연구들은 손상 후 세포 사멸 경로의 차단에 집중을 하고 있으며, 이러한 방법이 척수 손상 후 신경 손상의 부위를 제한할 것이라고 믿고 있다.

5. 회복능력

비록 외상성 척수 손상이 신경 세포의 사멸과 기능 소실을 가져오지만, 손상된 신경 경로들에서 약간의 전기생리학적 기능이 회복되었다는 여러 증거가 제시되고 있다. Dimitrijevic 등[11)]은 임상적으로 완전 손상으로 병변부 이하의 모든 감각 및 운동 기능이 마비된 환자에서 병변부에 걸친 체성감각 유발전위가 보존되었던 경우를 설명하기 위해 "discomplete"라는 용어를 처음으로 사용하였다. 심각한 손상이 있더라도, 소수의 신경로들이 비록 생리학적으로는 불활성이지만 세포학적으로는 활성을 띨 수 있다. 실험적 손상 모델에서, Blight와 Young[5)]은 마비된 채로 남은 동물군과 보행 능력을 회복한 군에서의 손상 후 평균 축색 수가 10% 미만의 차이를 보였다고 하였다. 보존된 신경 기능을 극대화하고, 이차 손상이나 최종 사건까지 진행하는 것을 차단하는 전략이 외상 후 척수 손상에서 기능을 회복시키는 데 사용될 수 있겠다.

C
H
A
P
T
E
R
2

| 참고문헌 |

1) Agrawal SK, Fehlings MG: Role of NMDA and non-NMDA ionotropic glutamate receptors in traumatic spinal cord axonal injury. J Neurosurg 17:1055-1063, 1997.
2) Allen AR: Surgery of experimental lesion of spinal cord equivalent to crush injury of fracture dislocation. JAMA 50:941-952, 1911.
3) Balentine JD, Dean D: Calcium-induced spongiform and necritizing myelopathy. Lab Invest 47:286-295, 1982.
4) Bethea JR, Castro M, Keane RW, et al: Traumatic spinal cord injury induces nuclear factor-kB activation. J Neurosci 18:3251-3260, 1998.
5) Blight AR, Young W: Central axons in injured cat spinal cord recover electrophysiologic function following remyelination by Schwann cells. J Neurol Sci 91:15-34, 1989.
6) Bonfoco E, Kraine D, Ankarcrona M, et al: Apoptosis and necrosis: Two distinct events induced, respectively, by mild and intense insults with N-methyl-D-aspartate or nitric oxide/superoxide in cortical cell cultures. Proc Natl Acad Sci USA 92:7162-7166, 1995.
7) Bracken MB, Shepard MJ, Collins WF, et al: Methylprednisolone or naloxone treatment after acute spinal cord injury: One-year follow-up data. Results of the second NASCIS. J Neurosurg 76:23-31, 1992.
8) Carlson GD, Warden KE, Barbeau JM, et al: Viscoelastic relaxation and regional blood flow response to spinal cord compression and decompression. Spine 22:1285-1291, 1997.
9) Chao J, Xu J, Hsu CY: Kininogen and kinins in experimental spinal cord

injury [abstract]. FASEB J 2:A145, 1988.
10) Delamarter RB, Sherman J, Carr JB: Pathophysiology of spinal cord injury. J Bone Joint Surg 77A:1042–1049, 1995.
11) Dimitrijevic MR, Frangel J, Lehmkuhl D, Sherwood A: Motor control in man after partial or complete spinal cord injury. Adv Neurol 39:915–926, 1983.
12) Emery E, Aldana P, Bunge MB, et al: Apoptosis after traumatic human spinal cord injury. J Neurosurg 89:911–920, 1998.
13) Faden AI, Simon RP: A potential role for excitotoxins in the pathophysiology of spinal cord injury. Ann Neurol 23:623–626, 1988.
14) Fehlings MG, Ghassan SN: A review of the pathophysiology of cervical spondylotic myelopathy with insights for potential novel mechanisms drawn for traumatic spinal cord injury. Spine 23:2730–2737, 1998.
15) Fehlings MG, Tator CH, Linden TD: The relationships among the severity of spinal cord injury, motor and somatosensory evoked potentials and spinal cord blood flow. Electroencephalogr Clin Neurophysiol 74:241–259, 1989.
16) Holaday JW, Faden AI: Naloxone acts at central opiate receptors to reverse hypotension, hypothermia and hypoventilation in spinal shock. Brain Res 189:295–299, 1980.
17) Imaizumi T, Kocsis JD, Waxman SG: The role of voltage-gated Ca2+ channels in anoxic injury of spinal cord white matter. Brain Res 817:84–92, 1999.
18) Lou J, Lenke LG, Ludwig FJ, O'Brien MF: Apoptosis as a mechanism of neuronal cell death following acute experimental spinal cord injury. Spinal Cord 36:683–690, 1998.
19) Senter HJ, Venes JL: Loss of autoregulation and posttraumatic ischemia following experimental spinal cord trauma. J Neurosurg 50:198–206, 1979.
20) Singer JM, Russel GV, Coe Je: Changes in evoked potentials after experimental cervical spinal cord injury in the monkey. Exp Neurol 29:449–461, 1970.
21) Slucky AV: Acute spinal cord injuries: Pathophysiologic mechanisms, experimental therapy, and recovery of function. In: Clark CR (ed): The

C H A P T E R 2

Cervical Spine, 3rd ed. Philadelphia, Lippincott–Raven, 1997, pp 521–540.
22) Taoka Y, Okajima K: Spinal cord injury in the rat. Progr Neurobiol 56:341–358, 1998.
23) Tarlov IM, Klinger H: Spinal cord compression studies. II. Time limits for recovery after acute compression in dogs. Arch Neurol Psych 71:271–290, 1954.
24) Tator CH, Koyanagi I: Vascular mechanisms in the pathophysiology of human spinal cord injury. J Neurosurg 86:483–492, 1997.
25) Tator CH: Biology of neurologic recovery and functional restoration after spinal cord injury. Neurosurgery 42:696–707, 1998.
26) Tymianski M, Tator CH: Normal and abnormal calcium homeostasis in neurons: A basis for the pathophysiology of traumatic and ischemic central nervous system injury. Neurosurgery 38:1176–1195, 1996.
27) Vaccaro AR, Daugherty RJ, Sheenan TP, et al: Neurologic outcome of early versus late surgery for cervical spinal cord injury. Spine 22:2609–2613, 1997.
28) Vyklicky L, Sykova E: The effects of increased extracellular potassium in the isolated spinal cord on the flexor reflex of the frog. Neurosci Lett 19:203–207, 1975.
29) Young W, Koreh I, Yen V, Lindsay A: Effect of sympathectomy on extracellular potassium activity and blood flow in experimental spinal cord contusion. Brain Res 253:115–124, 1982.
30) Young W, Yen V, Blight A: Extracellular calcium ionic activity in experimental spinal cord contusion. Brain Res 253:105–113, 1982.

Chapter 03

척수 신경 손상을 흔하게 발생시키는 대표적 질환

CHAPTER 3

1. 경추 척수증(Cervical Myelopathy)

이 장에서는 가장 흔한 척수 손상의 원인인 골절을 제외하고 임상에서 흔히 보는 질환만을 간략히 소개한다.

경추 척수증(cervical myelopathy)은 경추 부위의 척수가 압박 혹은 척수의 질환으로 증상을 일으키는 것이며 특히 경추증성 척수증(cervical spondylotic myelopathy)은 노년인구에서 가장 흔한 척수 질환이며 가장 흔한 경직성 상하지 혹은 하지 마비의 원인이다. 증세가 심한 경우 보존적 치료에 반응을 하지 않고 악화될 수 있으므로 조기 진단 및 감별 진단이 필수적이다. 본 장에서는 경추 척수증의 병태 생리, 자연 경과, 증상 및 신체 검사 소견, 치료에 대해 알아보고자 한다.

가. 병태 생리

경추는 회전운동을 위해 특이하게 형성된 제1~2경추와 전형적인 제3~7경추로 구성되어 있으며 나이가 들어감에 따라 제3~7경추부에는 추간판의 변성, 척추 후관절의 변성, 퇴행성 골극 형성 등으로 전반적인 퇴행성 변화가 일어난다. 특히 변성으로 충분히 기능을 못하는 추간판을 대신하여 척추의 힘 전달을 분산 시키기 위해 퇴행성 골극은 점점 커지며 결국은 연결되기도 한다. 특히 구추관절(uncovertebral joint)의 비후는 골성 비후로 이어져 신경공의 협착을 발생시킨다. 아시아 인종에서는 후종인대의 골화가 드물지 않게 일어나며 이 질환 역시 경수 압박을 일으킬 수 있다.

척수증의 증상은 정적인(static) 압박, 동적인(dynamic) 압박, 척추 혈행 장애로 발생된다. 정적인 요인은 추간판 간격 감소, 퇴행성 골극, 구추관절 비후, 후종인대 골화, 황색인대 비후 혹은 골화 등이 직접적으로 척수를 압박하여 증상을 야기하며 동적인 요인은 경추 신전시 비후된 황색인대가 겹쳐져서(buckling), 그리고 경추 굴곡시 척추체 부위의 골극이 신연된 척수를 직접적으로 압박하여 발생한다. 특히 선천적으로 경추관이 협착된(10~13mm)경우에는 약간의 퇴행성 요인에 의한 압박에도 증상을 조기에 심하게 나타내게 된다. 드물게는 경추 척추 불안정에 의한 퇴행성 전방전위 등으로 척수의 압박이 올 수도 있다.

나. 자연 경과

경추 척수증은 중등도 및 심한 증상의 경우는 보존적 요법에 반응이 없으므로 수술을 권하며 특히 고령의 환자의 경우는 증상이 악화되므로 조기 수술을 권하기도 한다. 이에 반해 경증의 척수증인 경우는 일부에서 보존적 요법으로도 증상 악화를 막을 수 있다고 한다. 특히 주의할 것은 경추 협착이 있는 경우 경미한 외상으로 상하지 마비가 발생할 수 있으므로 아직 논의의 여지는 있지만 증상이 있는 경추증성 척수증의 경우 치료적 혹은 예방적 수술을 고려해 볼 수도 있다. 그리고 수술적 치료 이전 증상 이환 기간이 짧을수록 신경 회복이 빠르다는 결과를 보면 수술을 정당화할 수 있지만 최근 근거 중심 의학적 보고에 의하면 보존적 요법으로 치료한 경추 척수증의 경우 증상이 악화된다는 증거는 없으며 일부는 장기간 증상이 고정되기도 하며 일부에서는 증상 호전도 일어나기도 한다.

같은 연구에서 가장 잘된 연구 디자인에서도 보존적 치료군 및 수술적 치료군의 배분이 정확히 같지 않았으므로 치료 결과의 산정에 영향을 미칠 수 있다고 하나 증상이 아주 심한 군의 재분석에서는 확실히 수술적 치료가 결과가 좋았다고 한다. 수술적 치료로 아주 탁월한 임상결과를 보인 경우도 많이 있으나 대개는 대조군이 없는 연구로 근거중심 의학적으로는 결론을 낼 수 없다. 이상의 기술로 보존적 치료에 대한 수술적 치료의 탁월성을 증명할 수는 없어 각 환자의 치료 결정에 있어 일관적인 기준을 제시하기는 어려우나 진행되고 심한 증상의 경우는 수술적 치료가 유용하리라 사료된다.

다. 증상 및 신체 검사 소견

증상은 서서히 진행하나 무증상의 경추 병변에서 경미한 외상으로 급격히 증상이 발현하기도 한다. 주요 증상은 근력 약화와 상지 어눌함(clumsiness), 보행 장애 등이며 증상이 악화되면 드물지만 방광 및 항문 기능 장애도 올 수 있다.

신체 검사 소견으로는 상하지 Hyperactivity of deep tendon reflex, Babinski' s sign, Hoffman' s sign, pectoral muscle reflex, Grip and release sign, Lhermitte' s sign, inverted radial reflex, brachioradial reflex, finger escape sign 등을 보인다.

신경 증상의 정도를 계량화하기 위해 Japanese Orthopaedic Association (JOA) Score(표 3-1)를 사용한다.

라. 영상 진단

단순 방사선 사진으로 경추의 전반적인 퇴행 및 골극, 불안정성을 판별하고, 자기공명영상검사로 척추관 협착의 정도, 추간판 탈출 유무, 척수내 신호 강도 변화, 타질환과의 감별진단을 시행할 수 있다. 후종인대 골화 혹은 황색인대 골화와 같은 골화를 동반한 경우는 전산화 단층 사진 촬영도 진단 및 수술 계획에 도움을 줄 수 있다. 척수강조영술 및 조영술 후 전산화 단층사진도 진단에 도움을 줄 수 있으나 자기공명영상검사만으로도 충분하므로 현재는 이차적으로만 사용하고 있다.

표 3-1. JOA Score

Motor function of fingers		Sensory function	
		1) Upper extremity	
0	Unable to feed oneself w/any tableware including chopsticks, spoon, or fork, &/or unable to fasten buttons of any size	0	Complete loss of touch & pain sensation
1	Can manage to feed oneself w/spoon &/or fork but not w/chopsticks	0.5	≤ 50% normal sensation &/or severe pain or numbness
2	Either chopsticksfeeding of writhing is possible but not practical, &/or large buttons can be fastened	1	> 60% normal sensation &/or moderate pain or numbness
3	Either chopstick feeding or writing is clumsy but practical, &/or cuff buttons can be fastened	1.5	Subjective numbness of slight degree w/out any objective sensory deficit
4	Normal	2	Normal
Shoulder & elbow: evaluated by MMT score of the deltoid or biceps muscles, whichever is weaker		2) Trunk	
- 2	MMT 2 or below	0	Complete loss of touch & pain sensation
- 1	MMT 3	0.5	≤ 50% normal sensation &/or severe pain or numbness
- 0.5	MMT 4	1	> 60% normal sensation &/or moderate pain or numbness
0	MMT 5	1.5	Subjective numbness of slight degree w/out any objective sensory deficit
		2	Normal
Lower extremity		3) Lower extremity	
0	Unable to stand & walk by any means	0	Complete loss of touch & pain sensation
0.5	Able to stand but unable to walk	0.5	≤ 50% normal sensation &/or severe pain or numbness
1	Unable to walk w/out a cane or other support on a level	1	> 60% normal sensation &/or moderate pain or numbness
1.5	Able to walk w/out support but w/a clumsy gait	1.5	Subjective numbness of slight degree w/out any objective sensory deficit
2	Walks independently on a level surface but needs support on stairs	2	Normal
2.5	Walks independently when going upstairs, but needs support when going downstairs	Bladder function	
3	Capable of fast but clumsy walking	0	Urinary retention &/or incontinence
4	Normal	1	Sense of retention &/or dribbling &/or thin stream &/or incomplete continence
		2	Urinary retardation &/or pollakiuria
		3	Normal
			maximum score: 17 points

CHAPTER 3

마. 감별 진단

경수 척수증을 일으킬 수 있는 질환은 주로 경추 척수증이나 드물게 여러 질환과 감별이 필요하므로 주의를 요한다. 감별할 질환으로는 척수 공동증(syringomyelia), Chiari malforamtion, Klippel Feil syndrome, congenital osteopetrosis, 경추 후종인대 골화, 경추 아탈구, 제1-2경추 탈구 및 아탈구, 활액낭종, 매독, 감염, HIV myelopathy, 종양, motor neuron disease(amyotrophic lateral sclerosis, multiple sclerosis) 등이 있다.

바. 보존적 치료

증세가 경미하거나 외상으로 급격히 증상이 발현되었으나 바로 회복되는 상하지 부분 마비의 경우는 보존적 치료를 해볼 수 있으나 증세가 지속적으로 악화하거나 증세가 심한 경우는 보존적 치료에 반응하지 않는 경우가 많다.

사. 수술적 치료

압박된 척수를 감압시켜 신경 증상의 회복을 돕고 경추의 안정성도 유지하는 것이 목적이며 접근법에 따라 전방 도달법, 후방 도달법으로 나눌 수 있다.

전방 도달법의 경우는 1~2분절의 경우 효과적이며 경추 척추체 및 추간판을 제거하고 전방에서 척수를 감압하고 골이식, 금속 고정 등으로 척추의 안정성을 복원시킨다.

다분절 질환의 경우도 이환된 척추체 제거술 및 자가 비골 이식술 등을 시행할 수도 있다. 이에 반해 후방 도달법으로 이환된 부위의 척추 후궁을 성형하여 감압하는 방법이 있으며, 성형하는 방법, 고정 법, 이식물 사용 여부에 따라 여러 가지 수술방법이 개발되어 있다.

그리고 직접적으로 후방 감압을 위해 후궁 절제술 및 후방 유합술을 시행할 수도 있다. 제한된 경우에 전후방 동시 접근법으로 전후방 동시 감압 및 유합술을 시행할 수도 있다.

2. 후종인대 골화증 (Ossification of Posterior Longitudinal Ligament)

경추 후종인대 골화증은 1942년 Oppenheimer가 전종 또는 후종인대의 연골화 현상을 보고하면서 이 질병에 대한 인식이 높아지기 시작했으나, 당시에는 질환의 병인과 임상 증상에 대한 상세한 분석은 이루어지지 못했다. 이후 1960년 Tsukimoto가 사체 부검에서 이 질환의 병태를 규명하였으며, 1975년 Kamikozuru 등에 의해 후종인대 골화증이 척수증을 일으키는 하나의 독립된 질병으로 인식된 이후 많은 연구가 이루어져 왔다. 1975년에는 일본 동경대학의 Tsuyama교수를 초대 회장으로 후종인대 골화증 연구반(Investigation Committee on OPLL)이 발족되면서 역학 조사와 함께 병리와 임상증상, 수술결과 등 많은 연구가 이루어지기 시작하였다. 초기에 이 질환은 일본을 비롯한 동양인에서 많이 보고 되었고, 백인에서는 드물게 보고 되었으나, 최근에는 백인에서도 보고가 점차 늘고 있으며, 최근 영상 검사 기술의 발달로 더욱 빈도가 증가하고 있는 추세이다. 후종인대 골화증 환자의 분포는 지역적인 특성 없이 발생빈도가 비슷하며, 성비는 남성 대 여성 2:1로 남성에서 많이 발생하며, 연령은 45세에서 65세 사이에 주로 발견된다. 외상과의 관련성은 일반적으로 없다는 견해가 높으며 환자의 약 9.7%에서 당뇨병을 동반하고 있으며 임상증상으로 볼 때 5%의 환자에서는 증상이 없다고 보고하고 있다. 일본에서는 경추 환자의 2~3%로 비교적 높은 빈도를 보고하고 있으나, 이는 일본에서 먼저 OPLL에 대해 많은 관심을 가지고 연구가 이루어졌기 때문으로 생각되며 인종적 차이가 예상되는 유럽, 미국 등은 빈도가 다소 낮게 보고되고 있다. 국내를 포함한 아시아 타 국가는 정확한 역학 조사는 이루어지지 않았지만 일본과 비슷할 것으로 예상된다.

인대의 골화는 척추 인대 내에 발생한 이소성 골 형성의 한 종류로서 척추관의 면적을 축소시키게 되고 그 결과 척수의 압박에 따른 척수증의 소견을 나타내게 되며 심한 경우에는 수술적 치료를 요하나 대부분은 모르고 지내다 목의 통증이나 외상 후 우연히 발견된다. 후종인대 골화증과 이로 인한 척수증의 자연 경과에 대한 지식과 경험이 쌓이게 되면서 다른 한편으로는 수술적 치료에도 많은 발전이 있었다. 초기의 수술적 치료 결과는 불량하였지만 Kirita 등이 광범위 후궁 절제술(extensive laminectomy)의 결과를 보고하면서 척수나 척수신경의 감압이 매우 중요하다는 결론에 도달하였으며 이후 전방 감압술 및 유합술(anterior decompression and fusion), 부양술(floating operation), 후궁성형술(laminoplasty) 등 수술 술식이 개발되고 개선되어 왔다. 또한 자연 경과에 대한 많은 연구가 이루어 지면서 후종인대 골화증은 근본적으로는 진행하는 질환으로 골화의 진행이 항상 척수증의 진행을 동반하는 것은 아니지만 특히, 수술 후에는 구조적 혹은 생물학적인 자극(structural or biologic stimulation)에 의해 진행이 가속될 수 있으므로 지속적인 방사선 추시와 반복적인 신경학적 검사를 필요로 한다.

가. 병태 생리

대부분의 척추관은 직경이 줄어들어도 척수의 압박을 유발하지는 않는다.

그러나 선천적으로 매우 좁은 척추관은 퇴행성 변화의 진행 등 압박 요소에 따라 척수를 압박할 수 있다. 후종인대의 골화는 척추 인대 내에 발생한 이소성 골형성의 한 종류로서 척추관의 면적을 축소시키게 되고 그 결과 척수의 압박에 따른 척수증의 소견을 나타내게 된다. 특히 후종인대 골화증에서 선천적인 척추관의 크기는 척수증 발생의 중요한 인자가 되며 정상 경추부 척추관의 전후 직경은 성별에 따라 차이는 있지만 약 17±5mm정도이며 13mm이하인 경우에 척추관 협착이 있다고 일반적으로 정의된다. 척추관의 시상직경이 척수증과 높은 연관성이 있으며 이 크기가 12mm이하인 경우에 척수증의 발생위험이 높으며 실제로 척수증으로 인한 환자의 척추관 직경은 평균 11.8mm(9~15mm)로 정상인에 비해 선천적으로 좁은 척추관을 가지고 있다. 그러나 일반적으로 경추 전후방 간격이 9mm이하 이거나 척수강 협착 정도가 40%이상이면 신경학적 증상이 나타날 수 있다고 하지만 절대적인 척수강의 전후방 거리나 척수강 협착 정도는 환자의 신경학적 증상과 일치하는 것은 아니다. 그것보다는 횡단면에서 골화 형태, 척수강의 횡직경, 척수강의 단면적이 더 중요한 요소로 보고되고 있으며, 실제로 후종인대 골화증이나 퇴행성 경추 질환에 동반된 척수증의 경우 척수증의 임상 정도와 척수 압박 정도 또는 척수의 횡단면적과는 상당한 상관관계가 있다고 알려져 있다. 이는 후종인대 골화증의 수술적 치료 후 척수강의 단면적의 증가에 의한 수술 후 임상증상과도 상당한 상관관계가 있다고 유추할 수 있으며, 수술 후 단면적의 증가를 위한 효과적인 척수 감압을 위해서는 어떠한 수술 방법이 효과적일 것인지 생각해야 한다.

Ono 등은 횡직경에 대한 전후 직경의 비, 소위 전후 압박 비율(AP compression ratio, APCR)에 대해 기술하였으며, Ogino 등은 사체를 이용한 전향적 연구에서 척수의 병리학적 손상 정도는 척추관의 협착 정도 즉, APCR과 밀접한 연관이 있다고 보고하였다.

또한 좁아진 척추관에 의해 척수가 기계적인 압박을 받는 것 외에 혈류 장애도 척수증의 병태 생리에 중요한 역할을 하나, 많은 저자들은 순수한 혈류의 장애만으로는 척수증과 같은 상태를 유발하기는 어려운 것으로 보고 있다.

그러나 여러 연구에서 추체-척추관비, 척추관 협착율, 공간 점유율, 전후 척수 압박 비율등의 정적 척수 압박 요소와 혈류 장애만으로는 증상 발현의 위험성과 연관성을 완전히 설명할 수 없으며, 정적 압박 요소 이외의 동적 요소(dynamic myelopathy)와 같은 다른 인자도 매우 중요한 역할을 한다고 생각된다.

Miyagawa등에 의하면, 심한 척추관 협착증이 있지만 경추의 굴곡-신전 운동이 감소된 경우 척수증이 발현되지 않았고 경도의 척수관 협착이 있으나 굴곡-신전 운동이 증가된 경우 척수증이 발현되었다고 하였다. 또한 Matsunaga는 정적 요소로서 최소유용공간(SAC)이 일차적인 요인이며, 6mm이하 모든 예에서는 척수증이 발현되고 14mm이상 모든 예에서는 척수증이 발현되지 않았으며, 6mm~14mm일 경우에는 척수증 발현 유무와 연관성이 없고 경추 운동범위가 감소한 연속형에서는 증상 발현이 적었고 경추 운동범위가 증가된 분절형에서는 증상 발현이 많아 척수증 발현에 동적요소로서 경추 전체 운동 범위와 연관성이 있다고 보고하였다. 따라서 골화로 인한 만성적인 척수 압박 뿐 아니라 동적인 요소 또한 척수증의 발현에 매우 중요하다는 것을 이해해야 한다.

그러나 대부분의 후종인대 골화증에 의한 척수증이 외상과 관련성이 없이 저절로 발현되며 혼합형의 경우 자기공명영상 상 척수내 신호 강도 변화부위가 운동성이 있는 분절형과 인접된 부위 뿐만 아니라 연속된 골화의 최대 척수 압박 부위에서도 발견되므로 운동성에 의한 척수 손상만으로도 척수증 발현에 대한 설명이 부족하다. 그러므로 OPLL에 의한 척수증의 증상 발현에는 골화의 진행에 따른 물리적인 척수압박과 동적 요소 이외에도 척수 자체의 점탄력성(viscoelasticity), 혈행 장애, 저산소증(hypoxia)에 대한 신경세포의 민감도 등

다른 요소들도 관여하지 않을까 생각된다.

나. 자연 경과

후종인대 골화증의 치료에 있어 이 질환의 자연 경과를 이해하는 것은 매우 중요하며 몇몇 연구가 보고되었다. 일본 후생성(Japanese ministry of public health and welfare)에서 역학조사 결과 척수 신경근증으로 일상생활에 경미한 장애만을 호소하여 보존적 치료를 받는 환자의 5년 추시 상 54.8%는 증상의 변화가 없었고 26.7%는 호전, 18.5%는 증상이 악화됨을 보고하였다. Matunaga 등은 경추 OPLL 552예 중 초진 시 척수증 증상이 있는 184예, 척수증 증상이 없는 368예를 각각 후향적, 전향적 조사를 실시하여 척수증이 있는 184예는 문진상 거의 외상병력이 없이 저절로 증상이 시작되었고 24예(13%)에서만 경추부 외상으로 척수증이 발생되었다. 초진 시 척수증 증상이 없던 368예 중 70% 환자에서는 20년 이상 원격 추시결과 척수증이 발현되지 않았고 단지 6명(2%)만이 외상과 관련되어 척수증이 발생되었다. 그리고 척추관이 60% 이상 협착이 있는 환자에서는 외상 병력과 관계없이 모든 환자에서 척수증이 유발되었다.

Goto와 Yamazaki는 420례의 환자를 평균 8년간 추시 관찰하여 후종인대 골화증의 형태에 따른 진행을 분류하여 후종인대 골화증이 추후 어떤 형태로 진행하는지를 예측하는데 매우 유용한 지표를 제시하였다. 따라서 이러한 변화에 대한 인식이 있어야 보존적 치료나 수술적 치료를 선택할 때 나중에 예상되는 진행을 이해할 수 있을 것이다.

그러나 방사선 검사에서 나타난 진행 정도와 임상 증세가 항상 일치하는 것은 아니며 척수증 증상이 언제 발현되고 증상 발현에 어떤 인자가 작용하는지에 대해서는 언급되지 않았으며 이에 대한 보고는 미비하다. 일부 환자의 경우 골화의 정도가 미약한 경우에도 척수증이 발현되는 반면 골화의 정도가 심한 환자가 증상이 없는 경우도 있다. 이처럼 방사선 검사에서 나타난 질환의 진행 정도와 임상 증세가 항상 일치하는 것은 아니며 임상적 증상의 자연 경과는 항상 척수증을 동반하는 것은 아니며 무증상의 골화증 만으로 존재하는 경우도 자주 있다.

Yamaura 등은 최초 진단 시 척수증 증상이 없어 보존적 치료를 시행한 후종인대 골화증 환자에 대해 보존적 치료 후 6년 추시 결과 22명 중 3명(14%)이 이후 증상 발현을 보였다고 보고하였다. 최근 다른 보고 또한 11년 장기 추시 결과에서 18%의 증상 발현을 보고하였다. 이는 후종인대 골화증 환자에서 척수증의 발현은 이환 기간에 의존되는 것이 아니라 척수증이 발현된 환자와 무증상의 환자 간에 다른 요소가 증상 발현에 인자로 작용하는 것으로 생각된다. 외상이 척수증의 발현과 악화에 중요한 요인 중의 하나이기는 하나 심한 외상에 의한 소수의 일부 환자만이 척수증이 발현되며 외상만으로는 척수증의 발현과 악화를 설명할 수 없다. 또한 골화된 인대에 의한 척수의 만성 압박의 진행이 척수증 발현에 중요한 인자라는 보고가 있으나, 51%에서만 증상 발현을 보였고 척수증이 발현되지 않은 경우도 있어, 골화가 진행되고 이로 인해 척수 압박이 진행되는 요인 만으로는 척수증의 발현 및 악화에 대해 설명할 수 없다.

후종인대 골화증 환자에서 증상 발현에 관여하는 요소 중 언급한 요소 이외에도 정적 요소로서 척추관내 최소 유용공간(SAC), 척수의 횡단면적, 선천적 척추관의 크기, 전후 압박 비율(AP compression ratio, APCR), 척추관 협착율, 공간 점유율 및 동적요소가 복합적으로 관여하리라 생각된다. 또한 골화의 진행이 임상 증상의 악화와 항상 동반되는 것은 아니지만 한가지 요인은 되며 이의 관찰은 수술 방법과 범위를 결정하는데 도움이 될 것이다. 일본 후생성의 보고와 함께 여러 저자들이 후종인대 골화증의 진행을 증명하였고, 특히 수술한 경우에 높은 빈도를 나타내었으므로 수술 후 구조적 결함과 생물학적 자극(structural, biologic stimulation)이 골화의 성장을 촉진할 것으로 추정하고 있다.

Hirabayashi 등에 의하면 보전적 치료를 시행한 환자의 62%에서 골화가 축방향(axial direction), 58%에서는 횡방향(transverse direction)으로 진행되었고 수술 환자 군에서는 각각 74%에서 진행되었다. 그리고 형태에 있어서도 분절형의 16.7%가 혼합형으로, 연속형의 7.6%가 혼합형으로, 혼합형의 17.4%가 연속형으로 전환되었다. Chiba 등은 최근 multicenter study 131예를 분석한 결과 수술 후 2년에 56.5%로 대부분의 진행은 첫 2년 이내에 일어남을 보고하였으나 임상증상의 진행에 대해서는 언급하지 않았다. 이에 어떤 환자가 척수증이 발생할 가능성이 있으며 그에 따른 수술적 치료 또는 예방적 치료의 기준을 제시하는 것은 매우 중요하며 많은 노력이 필요하리라 생각된다.

다. 임상 증상

후종인대 골화증에 의한 척수증은 주로 척수의 점진적인 압박으로 나타나며 일반적으로 서서히 진행하는 것이 보통이나 급성 외상에 의해 나타나기도 하며, 임상적 증상이 발현될 때의 증상은 크게 척수증 양상, 신경근증 양상, 비특이적 축성증상으로 나눌 수 있으나 대부분 여러 증상이 혼합되어 나타나므로 후종인대 골화증의 전형적인 증상을 언급하는 것은 의미가 없다. 그러나 모르고 지내다 외상 후 혹은 경부의축성 통증(axial pain)과 뻣뻣함(stiffness)으로 방사선 촬영 시 우연히 발견되는 경우도 있으며 증상이 발현될 경우에는 주로 신경증상으로는 상지의 통증과 감각둔화, 근력약화 등 신경근증(radiculopathy)과 양손의 어둔함과 주먹을 쥐었다 폈다(grip and release)하는 것이 느린 부자연스런 손놀림(clumsiness), 즉 척수증 손(myelopathic hand), 보행장애, 건반사의 항진을 동반한 강직성 마비와 방광 기능 장애 등 척수증(myelopathy) 증상을 나타내게 된다.

라. 진단

1975년 일본에서 후종인대 골화증 연구반(Investigation Committee on OPLL of the Japanese Ministry of Health and Welfare)이 발족되면서 역학 조사와 함께 병리와 임상증상, 진단, 수술 결과 등 많은 연구가 이루어졌으며, 이 시기에 후종인대 골화증의 형태 분류가 시행되었으며 현재까지 사용되고 있다. 후종인대 골화증은 제 4,5,6 경추부에 가장 흔하며 골화된 인대의 형태는 측면 단순 방사선 검사에 의한 시상면의 골화 형태에 따라 연속형, 분절형, 혼합형, 국소형으로 분류하였으며(그림 3-1), 분절형이 전체 후종인대 골화증의 약 39%로 가장 많으며 연속형 27%, 혼합형 26%, 기타형 7% 순으로 보고하였다. 후종인대 골화증의 형태 분류는 골화된 인대의 형태에 따라 신경 압박 정도, 골화된 인대의 범위 및 위치, 자연적 경과, 수술 후 진행 경과, 치료 결정 및 수술 방법 등 임상적으로 중요한 정보를 제공한다. 그러나 단순 측면 방사선 검사상 후종인대 골화증이 상부 경추에 발생된 경우에는 진단이 용이하나 하부 경추에서는 후관절이나 후궁과 겹쳐 간과하거나 정확한 골화 형태를 알 수 없는 경우가 많다. 그러므로 의심스러운 경우에는 컴퓨터 단층 촬영과 자기 공명 영상 검사를 시행하여 골화의 크기와 정확한 위치, 척추관 협착의 정도, 척수의 압박 부위 및 정도를 확인하여야 한다. 그러나 기존의 분류법은 단순 방사선 검사와 단층 촬영(tomography)에 의한 분류이므로 정확하지 않고, 이후 컴퓨터 단층 촬영의 개발과 보편화로 더욱 많은 방사선학적 정보를 얻을 수 있었으나 정중 시상 단일면으로는 3차원적 구조의 복잡한 후종 인대 골화 전체를 보여줄 수는 없었다. 실제로 컴퓨터 단층 촬영의 시상면 재구성(sagittal reconstruction)이나 삼차원 재구성으로서 관찰하면 혼합형과 분절형이 대부분이다. 또한 분절형이나 혼합형으로 생각되는 Type이 MRI상에서는 인대의 비후와 골화의 신호 강도 차이가 뚜렷치 않아 연속형으로 보이고 또한 굴신 방사선 검사상에서는 분절부에 계측 가능한 운동성이 관찰되지 않거나 역으로 연속성으로 생각되는 부위에서 분절 운동성이 확인되는 경우도 있기 때문에 복잡한 양상으로 골화된 후종인대에 대한 정확한 형태학적 분류를 위해 모든 영상 소견을 종합한 새로운 분류가 필요하다고 생각된다. 그러므로 최근 저자는 삼차원 재구성 단층촬영(three dimensional reconstruction CT scanning)으로서 척추관내 차지하고 있는 골화 덩어리를 입체적으로 관찰하고 있으며 보다 정확한 형태 분류를 위해 노력 중이다.

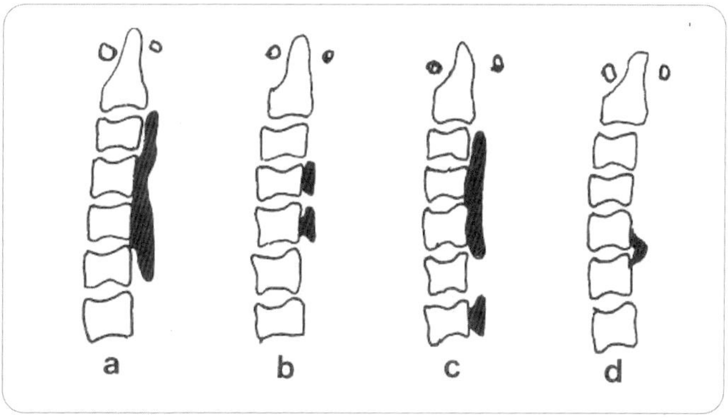

그림 3-1. Type of OPLL
a. continous b. segmental c. mixed d. localized

간혹 컴퓨터 단층 촬영상 골화된 덩어리 내에 빈 공간이 관찰되기도 하는데 T2-MRI상에서는 지방을 포함한 골수강(medullary cavity)과 같은 음영으로 증가된 신호 강도 영상으로 나타난다(그림 3-2. A). 이는 OPLL이 부분적으로는 연골내 골화(enchondral ossification)와 유사한 과정으로 형성된다는 증거이기도 하다(그림 3-2. B). 또한 방사선 검사상 후종인대 골화가 뚜렷치는 않으나 컴퓨터 단층 촬영 상에서는 수핵 탈출과 비슷한 음영 내에 불규칙한 석회화를 보이기도 하는데 Epstein은 이 같은 영상이 후종인대 골화증의 전 단계(OPLL in Evolution)로서 일부에서는 OPLL로 이행됨을 보고하였다. 그러나 아직은 논란의 여지가 있고 장기 추시 상 전혀 변화가 없는 경우도 빈번하기 때문에 OPLL과는 다른 질환이거나 탈출된 수핵에 석회가 침착된 경우도 배제할 수 없다(그림 3-3).

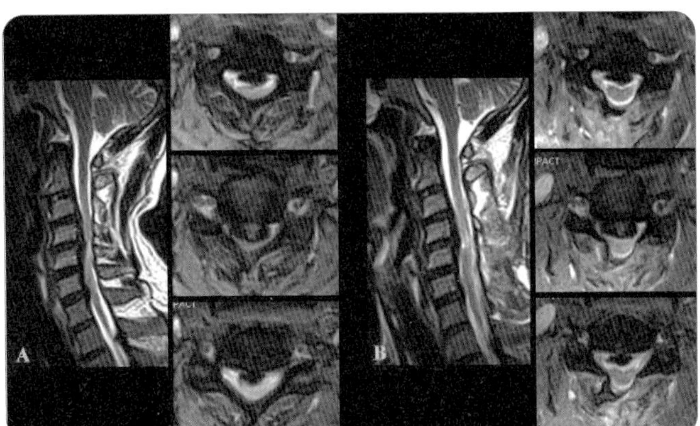

그림 3-2. A 60-year-old male with cervical OPLL complained of both hand clumsiness and walking difficulty.

- A. Pre-op. T2-weighted MRI show marked cord compression with intramedullary high signal intensity at C4-5.
- B. Post-op. T2-weighted MRI show expansion of spinal cord and recovery of subarachnoid space and still show intramedullary high signal intensity at the previous maximum cord compression area.

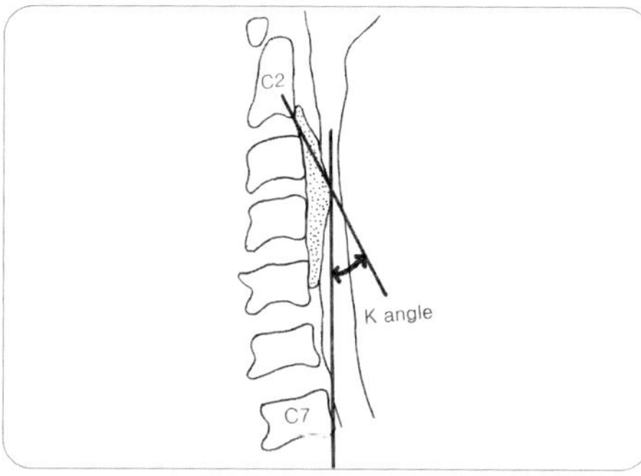

그림 3-3.
Diagram of K angle(canal kyphosis angle)

신경 증상이 동반된 경우에는 MRI 촬영이 필수적인데 척수의 압박 정도와 척수 자체의 이상 뿐만 아니라 동반된 추간판 질환 등을 평가하는데 매우 유용하다. 특히 척수의 단면적을 측정하여 척수증과의 상관 관계를 알 수 있고 T2 MRI 상 척수 최대 압박 부위 혹은 운동성이 있는 부위에서 흔히 관찰되는 신호강도 증가 부위(Intramedullary high signal intensity area)는 척수의 부종(edema), 탈수초화(demyelination), 신경교증(gliosis) 및 척수 연화증(myelomalacia), 공동 형성(cavity formation) 등을 의미하며 척수증의 정도와 수술 후 회복율과 상관성이 있다고 한다.

경추 후종인대 골화증의 진단 과정에서 인대의 골화는 경추 이외에도 흉추와 요추의 후종 인대 뿐만 아니라 황색 인대(yellow ligament)의 골화증도 동반될 수 있다. 그러나 이들 모든 골화 부위가 증상을 다 일으키는 것은 아니며 골화와 척수압박이 가장 심한 부위 혹은 T2 자기공명영상 상 척수 내 신호강도 증가 부위가 현 증상 발현의 원인일 가능성이 높다. 그러므로, 이들 모든 골화를 제거하고 감압술을 시행하는 것은 위험할 뿐만 아니라 불필요하며, 효과적인 치료를 결정하기 위해서는 세밀한 이학적 검사가 무엇보다도 중요하고 임상 증상과 영상 소견도 일치해야 한다.

마. 수술적 치료

신경근 증상만 있는 경우에는 대부분 자연 호전을 기대할 수 있으므로 외고정이나 물리 치료 등 보존적 치료를 우선적으로 시행하고 이에 반응하지 않고 견딜 수 없을 정도로 방사통이 심하고 신경근 마비가 동반될 경우에는 수술적 치료를 시행한다. 척수증은 JOA 점수가 12점 이하, 일상 생활에 지장이 있고 점차 진행되면 감압 수술이 권장된다. 그러나 척수증은 일단 발생되면 자연 회복을 기대하기 힘들고 서서히 진행하며 척수 압박이 심한 경우에는 가벼운 외상으로도 사지 마비의 위험성이 높다. 그러므로 척수의 불가역적인 변화가 오기 전에 조기에 수술적 치료를 시행하는 것이 바람직하다. 그러나 전술한 일본에서의 결과와 같이 경미한 척수증 환자에서 10년 이상 장기 추시에도 척수증이나 골화의 진행을 보이지 않는 경우도 있기 때문에 이들 환자에서 예방적인 조기 감압술이 필요할 것인가는 아직 논란의 여지가 있다. 또한 흔히 관찰되는 골화 및 척수압박의 정도와 신경 증상의 불일치는 치료의 결정을 어렵게 한다. 그러므로 수술적 치료는 후종인대 골화증의 정도와 진행상태, 척추관 협착의 정도, 경추 운동 범위, 불안정성의 유무, 척수내 신호 강도의 변화, 초진 시 신경 증상의 정도와 진행상태, 연령, 일상 활동 범위, 직업, 환자 스스로 치유에 대한 열망 등 모든 조건들을 고려해야 할 것으로 생각한다. 그러나 이 같은 조건 중에서 무엇보다도 중요한 것은 초진 시 신경 증상과 이환 기간이다. 척수증 증상이 있고 MRI상 증상과 일치하는 부위에 심한 척수 압박 소견과 척수내 신호강도 변화 부위가 있는 경우에는 증상이 경미하더라도 감압 수술을 시행하며 상지 방사통 등 신경근 증상만 있을 경우에는 기다림을 원칙으로 한다.

전방 감압술은 인대의 골화가 한두 분절에 국한되고 후만 변형이 있는 경우 척수를 압박하는 골화 덩어리를 직접 제거하며 안정성을 부여하는 동시에 경추 만곡을 교정할 수 있다. 그러나 후만 변형과 함께 골화 덩어리가 크고 단단하거나, 경막과의 유착이 있는 경우에는 척수 손상의 위험성이 높고 뇌척수액이 유출될 가능성이 있다. Mizuno 등은 전방 감압술을 시행한 107예 중 17예(15.3%)에서 경막의 골화를 발견하였다. 그러므로 전방 감압술 시행 시 골화를 포함한 척추체 후방 골피질을 얇게 갈아내고 양측 변연부를 먼저 개방하여 유착 및 골화를 확인한 후 골화 덩어리를 조심스럽게 제거하거나 제거할 수 없는 경우에는 골화 덩어리를 부양(floating)시킨 후 유합술을 시행한다. Epstein 등은 47예의 OPLL 환자를 전방 추체 제거술 및 유합술 후 동시에 후방고정술(circumferential cervical surgery)을 시행하여 비교적 좋은 결과를 보고하였는데 전방 감압과 유합술을 이미 시행 후 또 후방 고정술이 필요할 것인가는 논란의 여지가 있다. 대부분의 후방 도달법을 선호하는 일본 저자들은 전후방 수술이 동시에 필요할 경우라면 후방 감압으로 척수를 전위시켜 충분한 공간을 확보한 후 전방 감압 또는 유합술을 시행하는 것을 권장하고 있다. 이 방법은 비교적 안전하며 심한 후만 변형으로 척수의 후방 전위 효과를 기대하기 어려운 경우에는 척수의 전방 감압을 위해서라기 보다는 경추 전만곡을 만들어 준다는 목적으로 전후방 병행 수술을 시행한다. 이때도 역시 안전을 위해서 후방 감압술을 먼저 시행한다. 전방 도달법은 환자의 수술 자세가 보다 안전하며, 조직 사이(tissue plane)로 접근하기 때문에 조직 손상이 적고 생체 역학적으로도 수술 직후에 안정성을 얻을 수 있는 장점이 있다.

골화의 진행 빈도도 전방 감압 및 고정 수술 후가 20%로 후궁절제술(89%)이나 후궁 성형술 후(34%)에 비해 현저하게 낮다. 그러나 여러 분절에 걸쳐 질환이 있는 경우에는 인접 상하 분절의 퇴행성 변화와 골이식에 따른 합병증인 가관절 형성이 문제가 되기도 한다.

후궁절제술(laminectomy)과 후궁성형술(laminoplasty)은 척수의 후방전위를 유도함으로서 간접적인 감압을 얻을 수 있다. 후방 감압술은 척수증이 오랫동안 진행되었고, 3분절 이상 장분절에 척추관 협착이 심한 환자에서 시행하며 특히 경추 전만곡이 있는 경우에 효과적이다. 그러나 직만곡(straight curve)이나 다소 후만곡이 있더라도 후방 감압술은 국소적인 감압 효과를 기대할 수 있다.

실제로 대부분의 OPLL은 경추체의 만곡은 전만곡일지라도 MRI를 관찰해 보면 전방의 골화로 인해 척추관과 척수 자체는 후만곡 변형을 나타낸다.

이 같은 경우에도 후궁성형술 후 많은 환자들이 증상이 호전되므로 저자는 시상 자기 공명 영상 상 척수의 후만곡 변형(Kyphotic angle, K-angle)이 20° 이하이거나 단면 MRI 상 척수가 후방에서 후궁에 눌려 경막외 공간(epidural space)이 보이지 않는 경우에는 후방 감압으로 경막의 국소 팽창 효과(local expansion effect)를 기대할 수 있을 것으로 생각한다.

후궁절제술은 술 후 경추의 후만 변형과 골화를 증가시킬 수 있기 때문에 단분절의 제한된 경우 이외에는 후궁성형술이 보편화 되어 있다. 후궁성형술은 대표적으로 Hirabayashi 등에 의한 편측 경칩형(unilateral hinge type) 후궁확장성형술과 Kurokawa에 의한 양측 경칩형(bilateral hinge type), Z-plastic type 등이 있고 이후 많은 방법이 개발되었으나 보다 안전하고, 빠르고, 쉽고, 효과적인 방법이 가장 좋을 것으로 사료된다. 극돌기(spinous process) 중앙을 횡절개하여 양측으로 개방하는 중앙절개방식은 이미 압박되어 있는 척수위에서 작업을 해야 하는 위험성과 개방시 경칩 골절의 빈도가 높고, Z-plasty방법과 개방측에 이식골을 삽입하여 함께 고정하는 편측 개방 방식은 재닫힘(reclosure)의 위험성은 적으나 이식골의 이탈과 불유합, 수술 시간이 많이 걸리는 단점이 있다.

후궁성형술의 술 후 결과는 여러 저자들이 비교적 만족할만한 보고를 하였다. Hirabayashi와 Satomi는 후궁성형술로 치료한 87예의 수술 전 평균 JOA 점수가 8.7에서 1년 후 13.0, 3년 후 13.4, 5년 후 13.7, 7년 후 14.0(회복율 59%)

로 점차 호전됨을 보고하였다. 대부분의 환자는 수술 직후에 가장 많은 호전을 보이고 이후부터는 서서히 호전되므로 수술 직후에 증상 호전이 없는 환자는 결과가 좋지 않을 것으로 예상된다. 술 후 결과에 미치는 영향은 여러가지가 있으나 척수증 증상이 1년 이상 오래 경과된 경우에는 예후가 좋지가 않으므로 척수증 이환 기간이 관계가 많을 것으로 생각하며, 심한 척수압박이나 손상에 의한 척수의 불가역적 변화가 이미 일어난 것을 의미한다. 후궁성형술의 합병증으로는 경칩의 골절이나 재닫힘이 가장 빈번하며 이는 retention suture를 견고히 확보하거나, laminar spacer를 사용함으로서 예방할 수 있다. 그리고 양측 어깨 부위 통증은 빈번하나 일시적이며 대부분 1년 이내에 소실된다. Iwasaki 등은 후궁확장성형술로 치료한 92예 중 골화의 성장은 70%에서 확인되었으나 단지 2예(3%)만이 임상증상이 악화되었음을 보고하였다. 예방할 수 없는 합병증으로 감압술 후 제 5경추 신경근 마비(C5 palsy)로 주로 삼각근과 이두박근 마비와 상지의 hyperalgesia가 발생될 수 있다. Sakura 등은 1986년부터 2002년까지 술 후 제 5 경추 신경근 마비에 대해 발표된 논문들을 종합 분석한 결과 빈도는 평균 4.6%였고 전방감압과 후방감압, 후궁성형술의 방법 간에 빈도 차이는 없었다. 대부분의 저자들은 감압술 후 척수의 전위에 따른 신경근의 견인(tethering)에 의한 것으로 생각하고 있고 대부분 3개월 이내 최대 2년 이내에 자연 회복된다. Seiki등은 최근 후궁성형술 후 자기공명영상 촬영상 술 전 척수내 신호 강도 부위가 9예(7.9%)에서 증가됨을 관찰하였다. 이중 4예에서 삼각근, 이두박근을 비롯한 상지근육의 미만성 부분 마비를 나타내었고 원인으로 확실치는 않으나 압박된 척수의 재관류(reperfusion)에 의한 척수 부종으로 생각하였다.

CHAPTER 3

3. 흉추 척수증 (Thoracic Myelopathy)

가. 일반적 개요

흉추부에서 후방 주(posterior column)를 포함한 척수 질병은 흉부 또는 복부를 가로지르는 불안한 띠와 같은 감각(band or girdle-like sensation)을 초래할 수 있으며, 이는 이환 부위를 찾을 수 있는 데 도움을 줄 수 있다. 사지 말단의 이상 감각(parestheisa)은 이러한 이환 부위로 인해 발생하게 되며, 요실금, 변실금 그리고 발기부전이 흔하게 발생할 수 있다.

나. 이학적 검사(Physical Examination)

연관된 사지의 경직성 마비(spastic weakness)는 과반사 및 병적 반사(Babinski, Chaddock's, Oppenheim's, Gordon's, Piotrowski's, Rossolimo's, Schaeffer's)와 연관이 있으며 표재성 반사(복부 및 고환올림근 반사)가 없다. 감각 구역은 척수 병변을 예측할 수 있으나 다양한 결과를 나타낼 수 있어 예측하기 어렵다.

다. 질병(Disease)

1) 흉추 추간판 탈출증(Thoracic disc herniation)

역사적 배경으로 1838년 Key는 흉추 추간판 탈출증(thoraci disc herniation)을 최초로 기술하였고 1922년 후궁절제술 및 추간판 제거술을 시행한 Adson에 의해 최초의 수술적 치료가 시행되었다. 늑골-횡돌기 절제술(costotransvercectomy) 접근법은 1900년 Menard에 의해 소개되었고 1958년

Crafoord에 의해 최초의 경흉추 시술(transthoracic procedure)이 보고 되었다. 흉추의 추간판으로의 후외방 접근법(posterolateral approach)은 1971년 Carson에 의해 기술되었고 1978년 Patterson and Arbit에 의해 변형되었다.

흉추 추간판 탈출증(그림 3-4)의 유병률은 많은 예에서 증상이 없어, 정확히 알려진 바는 없으며, 대부분 30대에서 50대 사이에 발생하며 성별의 차이는 없는 것으로 알려져 있다. 증상을 일으키는 흉추 추간판 탈출증은 0.15%에서 4%에 불과하며 추간판 탈출증 수술에서 흉추 추간판 탈출증은 0.2%에서 1.8%를 차지한다. Wood는 90예의 증상이 있는 환자 중에서 66예에서 해부학적 양성 소견이 있었으며, 나이와 추간판 탈출증 간의 상관 관계는 없다고 보고하였다.

흉추 추간판 탈출증은 흉요추 이행부위(thoracolumbar junction)에서 가장 잘 발생하며, 퇴행성 변화가 주된 원인이며, 외상과의 연관성은 불분명하다. 직접적 신경 압박(direct neural compression) 및 혈행 부전(vascular insufficiency)의 조합으로 발생하게 되며, 흉추 척추관(thoracic canal)은 작고 특히 제 4번부터 9번 흉추의 척수로의 혈액 공급이 빈약하기 때문에 흉추는 조작(manipulation)과 외상에 취약하며, 흉추 추간판 돌출은 중심부에 더욱 심하고 때때로 석회화된다.

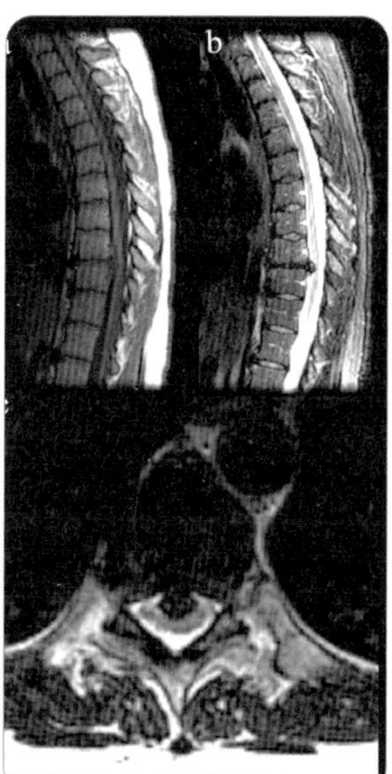

그림 3-4.
흉추 9-10 사이의 추간판 탈출로 인한 척수신경 압박 소견이 보인다.

임상 양상은 매우 다양하며 부위, 크기, 압박 기간, 혈관 압박 정도, 척추관 크기 그리고 척수의 상태에 좌우되며, 증상이 있는 경우 상태는 유동적이며 진행될 수 있다. 최초의 증상은 통증(pain, 57%), 감각 이상(sensory disturbance, 24%), 운동 약화(motor weakness, 17%), 방광 기능 이상(bladder dysfunction, 2%) 등이며, 나타나는 증상은 척수 압박(cord compression, 90%), 운동 및 감각 이상(motor and sensory complaints, 61%), 장 또는 방광 기능 이상(bowel or bladder dysfunction, 30%) 등이다. 증상 발현되기까지의 기간은 몇 시간에서 16년까지 다양하다.

탈출증의 수위 및 분류상 제8번 흉추에서 제1번 요추까지가 75%이며, 그 중에서 제11번 및 제12번 흉추간이 후관절의 정위(facet orientation)로 인해 가장 압박에 노출이 많이 되기 때문에 26%에서 50%로 가장 높다. 상위 및 중위 흉추에서 중심부 탈출은 척수증(myelopathy)을 발생시킬 수 있으며, 경막내 흉추 추간판 탈출은 Brown-Sequard syndrome 및 하지 마비의 높은 발생률을 보인다.

하지 증상이 있는 환자에서 질병의 자연 경과 중 하나는 진행하는 신경학적 결손 또는 끊임없는 통증으로 거의 대부분 결국 수술적 치료를 받게 된다. 증상은 통증(pain), 감각 이상(sensory disturbance), 위약감(weakness), 장 및 방광 기능 이상(bowel and bladder dysfunction)으로 진행하게 된다.

척수증의 감별 진단으로는 다발성 경화증(multiple sclerosis)과 같은 중추 신경계(CNS)의 탈수초화(demyelinating) 및 퇴행성 경과(degenerative process), ALS, 척수내 종양(intraspinal tumor), 뇌 종양(brain tumor)이 있으며, 진단적 검사로는 단순 방사선 촬영은 추간판의 석회화가 있다면 도움을 줄 수 있으며, 척수 조영술은 흉추 후만과 종격 구조물의 중첩(superimposition)으로 인해 영상을 얻기가 어렵다. 전산화 단층 촬영(CT)은 수용성 조영제를 사용한 척수 조영술 후 조영 증강 전산화 단층 촬영(enhanced CT)이 매우 유용한 진단 방법이다. 자기공명영상(MRI)은 민감하고 특이적이고 Gadolinium은 추간판 탈출증과 작은 수막종(meningioma)의 감별진단에 유용하다.

수술적 치료의 적응증으로는 진행하는 척수증(progressive myelopathy), 하지 위약감 또는 마비(lower extremity weakness or paralysis), 보존적 치료에 반응하지 않는 방사통(radicular pain)이 있으며, 물리 치료 후 최초 증상으로 신경통이 호전되는 경우는 77%로 보고되고 있다. 척수증과 하지 증상이 관련된 경우 빠른 감압술이 추천되고 있으며, 후궁 절제술은 58%에서 호전, 10%에서 변화없음, 28%에서 악화, 4%에서 사망의 결과를 보인다. 가장 좋은 결과를 보인 경우는 최소의 신경학적 결손을 가지며 제11번 흉추보다 상위의 흉추의 외측에 발생하여 증상 발현 후 빠른 시일 내에 수술적 가료를 받은 경우이다. 수술적 접근법으로 늑골-횡돌기 절제술(Costotransversectomy), 경흉부 감압술(transthoracic decompression), 후외측 접근법(posterolateral approach), 비디오 보조 흉강경 수술(Video-Assisted Thoracoscopic Surgery)이 있다. 늑골-횡돌기 절제술(Costotransversectomy)은 추간판 절제가 중심 주위 절개(paramedian incision)를 통해 이루어지며, 늑골의 후방(posterior portion of rib)은 절제된다. 흉막(pleura)은 이동되어 전외측으로 젖혀진다. 횡돌기와 늑골의 남은 두경부는 제거되고 추간공(intervertebral foramen)은 척추경(pedicle)의 부분적 절제에 의해 확장되며, 경막낭(dural sac)은 노출된다. 경흉부 감압술(transthoracic decompression)은 더욱 직접적인 접근법으로 시야가 좋으며, 중심부 탈출증에서 절제하기 편리하나, 개흉술(thoracotomy)과 연관된 합병증이 발생할 수 있다. 비디오 보조 흉강경 수술(Video-Assisted Thoracoscpic Surgery)의 적응증으로는 전방 흉부 접근법(anterior thoracic approach)과 비슷하며, 금기증으로는 한쪽 폐 환기(single-lung ventilation)를 견딜수 없는 환자, 급성 호흡 부전(acute respiratory insufficiency), 높은 호흡기 압력(high airway pressure), 흉막의 흉터(pleural scarring)를 들 수 있다.

CHAPTER 3

2) 후종인대 골화증(Ossification of the Posterior Longitudinal Ligament, OPLL)

후종인대 골화증은 매우 드물며 흉추 수준에서는 여성이 남성보다 흔하다(경추 수준에서는 남성이 여성보다 2배 많다). 이환 부위는 흉추의 어느 곳에서도 발생할 수 있으나, 상위 및 중위 흉추에서 더 많이 발생한다. 대조적으로 황색인대 골화증(ossification of ligamentum flavum)은 종종 하위 흉추에서 발견된다. 흉추의 후종인대 골화증으로 인한 척수증은 증상 발현부터 매우 짧은 시간 안에 발생할 수 있으며, 몇몇 환자들은 단지 지속적인 배부통만 호소하기도 한다. 흉추의 후종인대 골화증의 수술적 치료의 임상적 결과는 경추의 후종인대 골화증보다 예후가 좋지 않고 흉추 후만, 흉추 척수의 상대적 무혈성으로 인해 손상에 대한 취약성, 늑골로 형성된 흉곽의 존재로 전면으로의 수술적 접근의 어려움과 같은 몇몇 인자가 흉추의 후종인대 골화증의 수술을 어렵게 한다. 수술적 접근법으로는 첫 번째로 골화의 제거 또는 제거하지 않은 후방 광범위 후궁 절제술(Posterior wide laminectomy with or without removal of the ossification)을 들 수 있다. 흉추의 생리적 후만으로 인해 효과는 제한되어 있지만, 다발성 병변(multiple lesions) 또는 황색 인대 골화증(OLF)과 함께 있는 경우 후방 감압술(posterior decompression)은 여전히 최고의 선택 사항으로 남아 있다. 두 번째로 감압은 효과적이지만, 기술적으로 어려우며, 흉곽내 합병증 발생 위험성이 있는 전방 접근법을 통한 전방 감압술과 유합술(Anterior decompression and fusion via an anterior approach)을 들 수 있다. 세 번째로는 기술적으로 어렵고 후만 진행의 위험이 있는 후방 접근법을 통한 전방 감압술(Anterior decompression via a posterior approach)이 있다.

3) 척수 공동증(Syringomyelia)

척수 공동증의 형태와 연관된 기형은 먼저 교통형(communicating)과 비교통형(noncommunicating)으로 나눌 수 있다. 교통형으로는 제 I 형 키아리 기형(Chiari I malformation), 제 II 형 키아리 기형(Chiari II malformation), 기저 지주막염(Basilar arachnoiditis)가 있으며, 비교통형으로는 잠재 척추 유합 부전(Occult spinal dysraphism), 척수 외상(Spinal cord trauma), 척수 종양(spinal cord tumor), 척수 지주막염(Spinal arachnoiditis)이 있다.

보통 25세에서 40세 사이에 발병하며, 남성이 여성보다 약간 더 흔하고, 경추 또는 흉추 척수에 대부분 발생한다. 임상 양상으로는 전각(anterior horn)에 이환될 경우 위약감(weakness), 무기력감(waisting), 그리고 속상수축(fasciculation)이 나타나며, 후각(posteroir horn)에 이환될 경우 상지와 몸통을 포함하고 하지는 보존되는 지연성 분절성(suspended and segmental distribution) 통각 및 온도 감각 상실(loss of pain and temperature sensation)이 발생한다. 또한 때때로 구멍을 뚫거나(boring) 쑤시는(lancinating) 통증이 발생한다. 후주(dorsal column)의 큰 섬유는 영향을 받지 않아 고유감각과 가벼운 촉각은 보존된다. 또한 발달성 척추 측만증이 발생할 수 있으며, 임상적 경과로 수년에서 수십년에 걸쳐 잠행적으로 악화될 수 있다. 예후는 생존 환자 중 50%에서 수십년 동안 증상에 타협하며 생산적 활동이 가능할 수 있다.

4) 척수의 방사선 손상(Radiation Injury of the Spinal Cord)

척수의 지연성 괴사이다. 말초 신경들은 비교적 잘 견디지만, 조기 비가역적 후기 진행적 영구적 감각운동 신경증이 방사선 조사 후 수개월에서 수년 후 발생한다. 결과적으로는 하부 운동 신경손상이 방사선 치료 후에 발생하며 이는 척수의 회색질의 손상으로 발생하는 것으로 알려져 있다.

(1) 일과성 신경병증(Transient Myelopathy)

조기형은 방사선 조사 3~6개월 후 나타나며 사지의 이상감각을 보이며 경부의 굴곡 시 증상이 악화된다(Lhermitte symptom). 탈수초화와 희소돌기아교세포(oligodendrocytes)의 감소로 인해 백색질의 해면성 변성으로 발생한다. 지연형은 방사선 치료의 가장 염려하는 합병증으로 빈도는 2~3%이며 종양치료 시 고열을 경험한 환자들에서 방사선 신경병증의 발생 빈도가 높다. 임상양상으로 신경학적 이상이 방사선 치료 6개월 후에 처음으로 나타나며 보통은 12~15개월 사이에 나타난다. 첫 증상은 서서히 나타나며 보통 감각 장애가 주된 증상이다. 발의 이상 감각과, 감각 부전이나 Lhermitte phenomenon, 신경병증 수부에서와 같은 증상이 나타난다. 편측 또는 양측 하지의 위약감이 감각소실 이후 발생한다. 처음에는 신경학적 장애는 Brown-Sequard syndrome 양상이나 횡단 척수병증(transverse myelopathy)의 형태-강직성 마비, 체간부 밑으로 감각 소실, 괄약근 장애로 진행한다. 회백질과 회색질 모두를 침범하는 응고 괴사의 불규칙한 구역이 나타난다. 백색질이 회색질보다 광범위하게 침범된다. 상행로와 하행로에서 2차적 변성의 정도는 다양하다. 치료와 예방은 총 방사선 조사량을 6,000cGy이하로 하며 30~70일 이상 조사한다. 하루 조사량은 200cGy을 넘지 않게 하며 일주일에 900cGy을 넘지 않게 한다. 스테로이드 투여 후 일시적인 신경학적 회복이 보고되기도 한다.

5) 흉추 결핵(Tuberculosis in thoracic spine)

(1) 역학

척수의 단독 결핵균은 매우 드물다. 척추 결핵은 모든 근골격계 결핵의 50% 이상에서 나타난다.

(2) 하반신 마비(Pott's paralysis)

마이코박테리아(mycobacteria)는 주로 혈행을 따라 전파를 하며 림프관을 따라 전파되기도 하지만 폐에서 직접적으로 전파되기도 한다. 척수증은 전형적

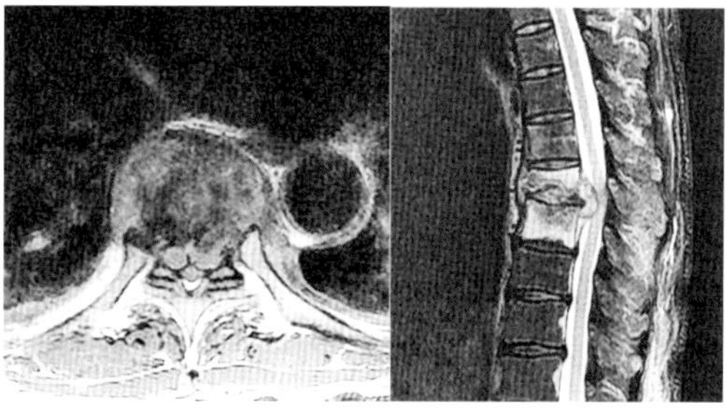

그림 3-5. Tb spondylitis T6-7

으로 농양형성이나 전위된 골이나 추간판, 후만 변형이 발생하면서 직접적으로 척수를 압박할 때 나타난다(그림 3-5). 신경학적 손상은 인접 부위의 추체 감염이 경막외로 전파되면서 2차적으로 발생되며 매우 드물게는 인접 추체의 결핵 감염 없이 경막외 또는 경막내 육아종에 의해서도 발생할 수 있다. 활동성 시기의 마비는 외부 압박이나 경막의 침범으로 나타날 수 있고 비활동성 시기의 신경학적 손상은 경막외 육아종이나 섬유화, 골편 그리고 후반증의 진행으로 인한 지속적인 경막 압박으로 발생된다고 알려져 있다.

(3) 수술적 치료

수술적 치료는 배농과 추체 주위 농양의 병소 제거, 감염된 추체와 추간판의 제거, 척수의 감압술, 지주골 이식술을 이용한 안정화가 있다. 전방 감압술은 후만 변형과 척수의 압박이 있을 때에는 반드시 후종인대 뒤까지 이루어져야 한다. 후만 변형은 지주골 이식술을 통해 교정한다.

이식골의 종류로는 장골과 늑골 같은 자가골과 동종골이 사용될 수 있다. 후궁절제술은 수술 후 불안정성의 진행과 척수 손상의 위험성 때문에 결핵성 척추염의 치료로 금기증이다. 단지 신경궁이나 후방 척수 압박이 있는 비정형적인 경우에만 적응증이 될 수 있다. 신경학적 손상이 있는 경우 전방 감압술과 유합술의 치료 결과가 보존적 치료보다 좋은 것으로 알려져 있다.

Hodgson과 Stock과 Fellander는 수술 전 신경학적 증상의 기간과 수술 후 마비의 회복시간 사이의 직접적인 연관 관계에 대해 보고하였다. 오랜 기간 마비를 보인 환자에서는 적극적인 치료가 필요하다. 전방 병소 제거술을 위한 접근법으로는 경흉강 접근법(transthoracic), 늑골-횡돌기 절제술(costotransverse), 외측 척추절제술(lateral rachiotomy), 변형된 늑골-횡돌기 절제술(modified costotransversectomy), 외흉막 도달법(extrapleural anterolateral approach) 등이 있다.

(4) 예후

수술 후 신경학적 회복은 술 전 마비의 기간과 마비의 정도에 비례한다. 5년 이상 신경 손상이 있던 환자에서도 회복이 있었다는 보고도 있다. 활동성 시기에 마비가 늦게 발생한 환자에서는 비활동성기에 골파괴로 인한 신경 손상이 발생한 경우 보다 술 후 신경 회복이 보다 완전하게 이루어진다.

6) 경막외 농양(Epidural abcess)

인접한 감염 병소, 인접한 추체의 골수염, 추간판의 감염으로부터 혈행성 전파를 통해 발생하거나 수술 시 직접적인 주입이나 경막외 스테로이드 주사, 요추부 천자, 경막외 도관 삽입을 통해 발생한다. 감염균은 황색 포도상 구균(S. aureurs)이 약 60%이며 그 외 연쇄구균(streptococcus), 그람음성 간균(gram-negative bacilli), 혐기성 세균(anaerobic organisms)이다. 신경학적 증상 발현은 경막외 농양의 직접적인 압박이나 육아 조직 또는 척수 내부의 혈행 장애로 발생한다. 임상증상으로는 통증(89%), 신경학적 손상(80%), 발열(67%)이다. 초기에 허리 통증과 방사통 위약감을 호소하는 환자를 치료하지 않았을 때 결국은 마비로 이어진다. 진단 방법으로 조영증강 전산화 단층 촬영(Contrast medium-enhanced CT)에서 정상적인 경막외 지방의 소실과 경막위에서 조영제의 고정이 양성 소견이다. MRI는 진단에 매우 유용하며 가장 정확하다. 척추강 조영술은 MRI에서 음성소견을 보인 경우 사용된다. 치료는 응급으로 시행되어야 한다. 대부분 농양은 배측에 위치하기 때문에 후궁 절제술이 가장 좋은 방법이다. 농양이 추체에서 2차적으로 발생한 경우에는 전방 감압술과 후방 감압술을 모두 시행해야 한다. 감압술 이후 척추의 불안정성이 발생하는 경우에는 기구 삽입술과 유합술이 필요할 수 있다. 진단이 이루어지면 조직을 채취하고 그람 염색 결과에 따라 항생제 투여가 즉시 이루어져야 한다. 항생제는 최소 2주, 대부분의 저자들은 3~4주간 비경구적인 방법으로 대량 투여해야 한다. 척추체의 골수염 소견이 있으면 경구 항생제를 최소 6~8주간 추가로 투여해야 한다.

4. 경막내 종양 (Intradural Tumors)

빈도는 100,000명당 3~10명이다. 주된 증상은 통증이며 척수 압박 시 사지의 위약감, 근육의 협동 장애, 괄약근의 장애, 이상 감각, 통각과 온도 감각 감소, 보행 장애와 위치 감각 장애, 성기능 장애 등이 발생한다. 이런 증상들은 척수 공동증(syringomyelia), 척추성 척수신경근병증(spondylotic myeloradiculopathy), 다발성 경화증(multiple sclerosis), 그리고 척추 동정맥 기형(spinal arterial venous malformations)의 증상과 비슷하다.

골수외성 종양(IDEM)은 방사선상에서 파괴된 추체가 특징적이며 조기에 양측의 척수신경통이 발생하며 추체의 통증과 압통을 보이며 뇌척수액의 차단이 발생한다.원발성 경막내 골수외성 종양에는 신경섬유종(neurofibroma), 수막종(meningioma)이 있으며, 속발성 경막내 골수외성 종양에는 수막성 암종증(meningeal carcinomatosis), 림프종증(lymphomatosis)이 있다. 골수내성 종양은 분절의 근 위축과 감각소실이 발생하며 원발성 골수내성 종양에는 뇌실막 세포종(ependymoma), 별아교세포종(astrocytoma)이 있고, 속발성 골수내성 종양에는 기관지원성 암종(bronchogenic carcinoma)이 있다.

5. 경막내 감염 (Intradural infections)

경막내 감염에는 척수 경막하축농(Spinal subdural empyema), 척수 골수내성 농양(Spinal intramedullary abscess), 척수 경막내 결핵(Spinal intradural tuberculosis), 척수 경막내 진균 감염(Spinal intradural fungal infections) 등이 있다.

6. 혈관성 질환 (Vascular disease)

혈관성 질환으로는 척추 주위 동정맥 기형(Paraspinal arteriovenous malformations), 경막외 동정맥 기형(Epidural arteriovenous malformations), 경막 동정맥 기형(Dural arteriovenous malformations), 속종말끈 동정맥 기형(Pial arteriovenous malformations), 척수원추 동정맥 기형(Conus medullaris arteriovenous malformations), 경막외/경막내 동정맥 기형(Extradural/Intradural arteriovenous malformations), 골수내성 동정맥 기형(Intramedullary arteriovenous malformations), 척수 동맥류(Spinal artery aneurysms), 신생물성 혈관병변(Neoplastic vascular lesions) 등이 있다.

7. 원추 증후군, 마미총 증후군 (Conus medullaris and Cauda equina syndrome)

가. 해부학

감각(Dorsal)과 운동(ventral) 신경근의 쌍은 머리에서 시작하여 척수의 끝부분에 이르러 거미막강내의 뇌척수액으로 가득찬 경질막강 내에 위치한 마미라고 불리는 구조를 형성한다. 외측으로, 배측 신경절(dorsal root ganglion)을 포함한 신경근의 쌍은 신경근 관을 통해 척수관을 나간다.

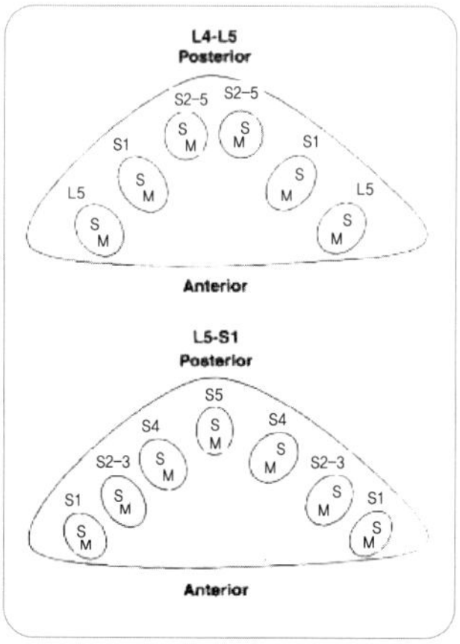

그림 3-6.
마미 배열의 해부학적 구조.
M, motor compnonents; S, sensory components. JBJS Am 81:572-586, 1999.

마미의 발생은 인간 배아에서 3개월 초쯤 척수가 배아의 미추 부분까지 몸길이 전체에 걸쳐 확장되기 시작하는 post-somatic phase를 지난 직후에 시작된다. 더 진행되면, 중배엽에서 유래하는 척추의 뼈와 연골이 척수의 성장보다 더 빨라진다. 척추관과 척수 성장의 불균형은 상부 경추 이하의 모든 척수 신경들을 점차적으로 더 경사진 방향으로 외측으로 빠져나가게 하고, 그래서 요추와 천추 신경들은 경질막 안에서 바깥으로 나가는 구멍에 닿기 전까지 거의 수직으로 내려온다. 척수 원추 밑의 신경근 및 신경들의 집합체는 결국 마미라고 불린다(그림 3-6).

조영 증강된 전산화 단층 촬영과 surface coil 자기공명영상 모두에서 각각의 추간판 위치의 수막낭 내에서 마미 신경근을 볼 수 있고, 제5번 요추~제1번 천추 추간판 위치에서 초승달 모양을 보인다. 신경근에서 제1번 천추는 수막낭 내의 앞쪽 및 외측에 위치한다. 제4~5번 요추 위치에서 L제5번 요추의 신경근은 제1번 천추 대신에 전외측에 놓이며, 아래쪽의 천추부 신경들은 뒤쪽에 위치하게 된다. 운동(앞쪽 및 내측)과 감각(뒤쪽과 외측) 신경근들은 명백히 분리된다. 비록 제3~4번 요추 추간판 위치에 비해 해부학적으로 복잡하지만, 제4~5번 요추 및 제1번 천추 신경근의 운동신경 다발들은 감각신경 다발들보다 전내측에서 보인다. 제2~3번 요추의 추간판 위치에서 신경근은 수막낭 내의 각각의 감각 신경근의 앞에 있는 합당하는 운동신경 다발의 위치와 거의 일치한다.

마미 내에서 ant. 및 post. root를 이루는 axon의 fiber specta에 대한 분석은 신경근들이 각각 5개씩이나 되는 쉽게 분리되는 독립된 가닥들로 구성됨을 보여주었다. Ant. root 부위는 거의 post. root의 반 정도를 차지한다. 보통, 가장 큰 ant. 및 post. root는 S1이지만 이는 제3번 요추~제2번 천추일 수도 있다. 각 개인마다 상당한 차이가 있다. 수막낭과 신경근 외측의 척수 신경의 해부학은 L1~L5 level 사이에 각져 있고 평균 약 40도의 각을 이루며 신경근을 빠져나간다(37~41도 범위). 각도가 급격히 바뀌는 부분은 S1 level로, 22±4도(평균±S.D.)로 감소된다. 외측 신경근관 내의 신경근은 root sleeve를 포함하는 풍부한 결합조직 및 간질로 구성되어 있다. 반대로, 마미의 신경근은 성긴 결합조직으로 구성되어 있고, 그 표면에는 diffuse barrier가 없다. 마미의 혈액 공급은 peripheral 및 central에서 기원한다. 그러나, 말초신경에 비해 마미의 신경근은 지역적 또는 분절의 혈액 공급이 없다. 이러한 상황에서, 마미의 신경근은 상대적으로 혈관 분포가 적은 중심 지역이 존재할 것이라는 가정을 할 수 있다. 척추관의 신경근의 표면이 얇은 신경초에 의해 덮이기 때문에, 신경근에 대한 영양 공급이 주변의 뇌척수액을 통해 확산될 것이다.

마미의 혈액 공급은 ant. 및 post. root를 따라 가는 동맥에서 기원되며, 일반적으로 각각의 신경은 최소 하나의 동맥과 상응한다. 5번째 허리동맥은 장요동맥에서 기원하며 드물게는 온엉덩동맥 또는 대동맥에서 직접 분지된다. 천추부의 신경근과 상응하는 동맥들은 하복동맥에서 분지하는 상외천추동맥에서 기원한다. 2~4번째 천추부 신경근에 상응하는 동맥들은 보통 하외천추동맥에서 기원한다. 대부분의 마미신경근에 대한 동맥 공급은 척수의 표재 정맥이나 vasocorona와 문합하지 않는 말단 동맥이다. 방사형 동맥이 그 기원에서 끝까지 어떤 지점에서나 압박을 받거나 막히게 되면 척수는 해당하는 마미를 구성하는 작은 섬유 부분에 허혈성 손상을 받게 된다. 요추에 있는 경질막낭의 정사각형 지역과 마미의 신경근에 걸리는 압력과는 밀접한 관계가 있다. 마미의 신경근에는 가장 작은 경막공간이 필요하다는 것이 밝혀졌는데, L3 위치에서 dural sac proper는 평균 77±13mm²를, 이는 정상 가로 단면 면적의 44%에 해당하는 것이다. 동시에 이 단면적의 값은 'critical size' 라고 불리는데 이는 이 값 이하로는 뇌척수액의 경막내압이 마미의 신경근 안에서의 압력이 올라가는 경향이 있기 때문이다.

CHAPTER 3

경질막낭의 가로 단면적이 63±13mm²(즉 정상치의 36%)까지 내려가는 것은 신경근 사이에서의 압력이 50mmHg까지 상승하게 하며, 경질막낭의 가로단면 면적이 57±11mm²(즉 정상의 32%)까지로 제한받는 것은 압력을 100mmHg까지 상승시킬 것이다(Sch nstr m 등, 1984, 1985). 경질막낭의 수축에서 발생한 마미 내부의 압력 변화를 분석한 것에서 압력이 경질막낭의 절단면적을 쌓아 올리게 되는 것을 밝혔는데, 약 60~80mm²이다. 이 critical size가 달성되면, 가장 작은 면적의 감소라도 신경근 사이에 분명한 압력 증가가 일어나게 된다(Sch nstr m 등, 1984).

나. 원인 및 임상 소견

마미 증후군은 마미에 포함된 신경들 중 전부 또는 일부가 압박되면서 척추신경이 허혈되어 요통, 심한 하지 방사통(작열통), 하지 근력 약화 및 감각 저하, 회음부와 항문 주변의 감각 마비 등의 증상이 발생하는 것으로 골절, 종양, 감염, 척추관 협착증, 추간판 탈출증 등에 의해 발생한다.

추간판 탈출증에 의해 이차적으로 생기는 마미 증후군은 그리 흔하지 않으며 대략의 빈도는 2~6%정도이며 중심성 추간판 탈출증인 경우 흔하다. 척추 골절에 의한 경우가 가장 많으며, 악성 종양의 전이, 화농성 척추염, 척추관 협착증 등의 순이다. 또한 의인성(iatrogenic)으로 생기는 경우도 있으며, 중심성 추간판 탈출증의 수술후나, 술후 출혈, 술후 감염, 술후 신경 종창 등이 그 원인이다.

이학적 검사상 둔부 및 항문 주변, 음경, 음낭, 음문, 음핵 등을 포함한 회음부의 감각저하와 발과 발바닥을 포함한 대퇴부와 하퇴부의 감각저하가 있으며, 완전 마비가 있을 경우에는 항문 반사(anal wink reflex), 거고근 반사(cremasteric reflex), 구해면체 반사(bulbocavernous reflex)가 소실되게 된다. 병변이 제1척추 신경근보다 상부에서 발생하면 요추 신경근 증상도 나타나게 된다.

마미 증후군은 급성과 만성의 두 가지가 있다. 급성은 대개 일주일 이내에 급격히 생기는 경우이고, 만성은 몇 달에 걸쳐 서서히 발병하는 경우이다. 급성은 다시 세 가지의 유형으로 분류되며 제1군은 선행되는 요통이나 전구 증상 없이 갑자기 마미 증후군이 발병하는 경우이고, 제2군은 몇 차례의 요통 및 방사통이 선행한 뒤에 요 정체(urinary retention)같은 장기 마비 증세가 발병하는 경우이고, 제3군은 2군의 경우와 비슷하나 요통과 방사통이 사라지기 전에 장기 마비 증세가 발병하는 경우이다. 1군의 경우, 좌골 신경통은 심하지 않은 반면 항문 주위의 통증이 심하고 요 정체나 요통은 거의 항상 나타난다. 2군의 경우는 1군과 비슷한 증상이 나타나며, 심하지는 않지만 전에도 이런 증상이 몇 차례 나타난 적이 있고, 3군은 처음에는 요통과 좌골 신경통이 있다가 점차 요 정체 등의 증상이 나타나는 경우이다. 만성인 경우는 급성인 경우와 달리 대개 50대 이상으로 고연령층이 많다. 이는 퇴행성 변화에 의한 척추관 협착증이나 척추전방 전위증에 의해 요천추 신경근의 압박이 서서히 진행되기 때문이다. 선천적으로 척추관 협착증과 동반된 경우에는 젊은 연령에서 나타나는 경우도 있다.

다. 치료

치료는 가능한 빠른 시간 내에 후궁 절제수술을 하여 마미를 압박하고 있는 구조물을 제거하는 것이다. 감압 수술시 후궁 절제술의 장점은 탈출된 추간판의 제거시 충분한 시야와 조작 가능한 공간을 확보하여 심하게 눌려 부종과 허혈된 상태에 있는 신경에 추가로 견인 등에 의한 손상이 가지 않게 하고, 남아있는 유리체를 찾고 제거하기가 용이한 점 등이다. 후궁 절제술을 통한 감압술 후에 불안정성이 남아있을 경우에는 유합술을 시행할 수도 있다.

CHAPTER 3

라. 예후

급성 마미 증후군은 응급상황으로 간주되어 조기 수술이 권장되어 왔으나 Chang 등은 예후에 영향을 미치는 인자로 조기 수술 보다는 수술전 신경 증상의 상태가 결과에 많은 영향을 미친다고 보고하였고, Gleave 등도 6시간 이내에 수술한 경우나 그 이후에 한 경우에도 예후에는 차이가 없다고 하여, 단지 증상 발생 전에 요통이나 좌골 신경통이 선행되지 않았거나 빠르게 증상이 진행하는 경우에 예후가 나빴다고 한다. 그러나 비록 수술 시간이 예후에 영향을 끼치지 않는다는 보고가 있으나 가능하면 빠른 시간 내에 감압술을 시행하는 것이 좋다.

운동 근력은 수술 후 1년까지 서서히 회복된다. 잔뇨는 6주까지 보통 110mL로 감소되고 회복은 16개월까지 서서히 된다. 여자의 경우는 방광 기능에 장애가 생기면 성행위 도중에 배뇨하기도 한다. 성기능 장애로 남자의 경우에는 음경의 감각이 떨어지거나, 발기가 되어도 지속할 수 없거나, 심지어는 완전한 발기 불능도 생길 수 있으며, 여자의 경우에는 대개 성행위 도중 감각이 떨어진 것을 호소할 때가 많다.

| 참고문헌 |

-경추척수증-

1) Young WF: Cervical spondylotic myelopathy: A common cause of spinal cord dysfuction in older persons. Am Fam Physician ; 62:1064-1073, 2002.
2) Kumaresan S, Yoganandan N, Pintar FA, Maiman DJ, Goel VK: Constribution of disc degeneration to osteophyte formation in the cervical spine. J Orthop Res 19:977-984, 2001.
3) Hoff JT, WIlson CD: The pathophysiology of cervical spondylotic radiculopathy and myelopathy. Clin Neurosurg 1977;24:474-487, 1977.
4) Parke WW: Correlative anatomy of cervical spondylotic myelopathy. Spine 1988;13:831-837, 1988.
5) Emery SE: Cervical spondylotic myelopathy: DIagnosis and Treatment. J Am Acad Orthop Surg 9:376-388, 2001.
6) Fehling MG, Skaf G: A review of the pathophysiology of cervical spondylotic myelopathy with insight for potential novel mechanism drawn from traumatic spinal cord injury. Spine 23:270-2737, 1998.
7) Nurtick S: The natural history and the result of surgical treatment of the spinal cord disorders associated cervical spondylosis Brain 1972;95:101-108, 1972.
8) Symon L, Lavender P: The surgical treatment of cervical spondylotic myelopathy. Neurology 17:117-127, 1967.
9) Firooznia H, Ahn JH, Rafii M, Ragnarsson KT: Sudden quadriplegia after a minor trauma: The role of preexisting spinal stenosis. Surg Neuro 23:165-168, 1985.
10) Fouyas IP, Statham PF, Sandercock PA: Cochrane review on the role of surgery in cervical spondylotic radiculomyelopathy. Spine 27:736-747, 2002.
11) Baron EM, Young WF: Cervical spondylotic myelopathy, A Brief review of its pathophysiology, clinical course, and diagnosis. Neurosurgery 60:S35-41, 2007.

12) Medow JE, Trost J, Sadine J: Surgical management of cervical myelopathy: indications and technique of surgical corpectomy. Spine J 6:S233–S241, 2006.
13) Hale JJ, Gruson KI, Spivak JM. Laminoplasty: a review of its role in compressive cervical myelopathy. Spine J 6:S289–S298, 2006.
14) Komotar RJ, Mocco J, Kaiser MJ: Surgical management of cervical myelopathy: indications and technique of laminectomy and fusion. Spine J 6:S252–S267, 2006.
15) Kim PK, Alexander JT: Indications for circumferential fusion for cervical spondylotic myelopathy. Spine J 6:S299–S307, 2006.

-후종인대골화증-

1) Oppenheimer A: Calcification and ossification of vertebral ligaments(spondylitis ossificans ligamentosa): roentgen study of pathogenesis and clinical significance. Radiology, 38:160–173, 1942.
2) Tsukimoto H: A case report: Autopsy of syndrome of compression of the spinal cord owing to ossification within the cervical spinal canal. Arch Jpn Chir(in Japanese), 29:1003–1007, 1960.
3) Kamikozuru M and Yamamura I: Hypertrophy of the cervical posterior longitudinal ligament(a provision name) causing myelopathy: A case report. Proceedings of the second annual meeting of the Japan Spine Resarch Society(in Japanese). Tokyo, Japan. Japan Spine Resarch, 17, 1975.
4) Hanna M, watt I: posterior longitudinal ligament calcification of the cervical spine. Br. J. Radiol, 52:901–905, 1979.
5) Palacios E, Bracket CE, Leary DJ: Ossicication of the posterior longitudinal ligament associated with a herniated intervertebral disc. Radiology, 100:313–314, 1971.
6) Matsunaga S, Sakou T: Epidemiology of ossification of the posterior longitudinal ligament. in Yonenobu K, Sakou T, Ono K eds. Ossification of the posterior longitudinal ligament, Yokoyama, Springer–Verlag: 10–17, 1997.

7) Inaba H, Nakae K, Kurokawa T: Statistical analysis for the national survey of ossification of the posterior longitudinal ligaments (in Japanese). In : Investigation committee 1976 report on the ossification of the spinal ligaments of the Japanese ministry of Public Health and Welfare, Tokyo 1977: 29–39.
8) Tsuyama N: Ossification of the posterior longitudinal ligament of the spine. Clin Orthop 1984; 184:71–84.
9) Kirita Y, Miyasaki K, Lin T: Posterior decompression in myelopathy due to ossification of the posterior logitudinal ligament. Clin Ortho Surg, 10;1077–1085, 1975.
10) Hirabayashi K, Miyakawa J, Satomi K, Maruyama T, Wakano K: Operative results and postoperative progression of ossification among patients with ossification of cervical posterior longitudinal ligament. Spine 1981; 6:354–364.
11) Matsunaga S, Sakou T, Taketomi et al.: Effects of strain distribution in the intervertebral discs on the progression of ossification of the posterior longitudinal ligaments. Spine 1996; 21:184–189.
12) Matsunaga S, Kukita M, Hayashi K et al.: Pathogenesis of myelopathy in patients with ossification of the posterior longitudinal ligament. J Neurosurg 2002; Spine 2:168–172.
13) Taketomi E: Progression of the posterior longitudinal ligament in the cervical spine. J Jpn Spine Res Soc 1997; 8:359–366.
14) Chiba K, Yamamoto I, Hirabayashi H, et al.: Multicenter study investigating the postoperative progression of ossification of the posterior longitudinal ligament in the cervical spine ; a new computer-assisted measurement. J Neurosurg 2005; Spine 3:17–23.
15) Bohlman HH, Emery SE: The pathophysiologr of cervical spondylosis and myelopathy. Spine, 13:843–846, 1988.
16) Burrows HR: The sagittal diameter of the spinal canal in cervical spondylosis. Cini Radiol, 14:77, 1963.
17) Epstein JA, Carras R, Hyman RA, Costa S: Cervical myelopathy caused

CHAPTER 3

by developmental stenosis of the spinal canal. J Neurosurg, 51:362–367, 1979.
18) Wilkinson HA, LeMay ML, Ferris EJ: Roentgenographic correlations in cervical spondylosis. Am J Roentgenol 105:370–379, 1969.
19) Murone I: The importance of the sagittal diameters of the cervical spinal canal in relation to spondylosis and myelopathy. J Bone Joint Surg 56B:30–41, 1974.
20) Sato M, Tsuru M, Yada K: The antero–posterior diameter of the cervical spinal canal in the ossification of the posterior longitudinal ligament. Neurol Surg, 5:511–517, 1977.
21) Hanai K, Adachi H, Ogasawara H: Axial transverse tomography of the cervical spine narrowed by ossification of the posterior longitudinal ligament. J Bone Joint Surg, 59B:481–484, 1977.
22) Okada Y, Ikata T, Yamada H, Sakamoto R, Katoh S: Magnetic resonance imaging study on the results of surgery for cervical compression myelopathy. Spine, 18:2024–2029, 1993.
23) Ono K, Ota H, Tada K, et al: Cervical Myelopathy secondary to multiple Spondylotic protrusions: A clinicopathologic study, Spine, 2:109–125, 1977.
24) Ogino H, Tada K, Okada K, et al: Canal diameter, anteroposterior compression ratio, and Spondylotic Myelopathy of the cervical spine. Spine 8:1–15, 1983.
25) Hoff J, Nishimura M, Pitts L, Vilnis V, Tuerk K, Lagger R: The role of ischemia in pathogenesis of cervical spondylotic myelopathy: A review and new microangiographic evidence. Spine 2:100–108, 1977.
26) Taylor AR: Vascular factors in the myelopathy associated with cervical spondylosis. Neurolog 14:62–71, 1964.
27) Nurick S: The pathogenesis of the spinal cord disorder associated with cervical sponylosis. Brain 95:87–96, 1972.
28) Miyagawa J, Tanaka K, Ohkuma T: The range of anterior and posterior flexion of cervical spine in patients with ossification of the posterior longitudinal ligament. Annual report of the investigation committee on

ossification of the spinal ligament in 1982(in Japanese). Japanese Ministry of Public Health and Welfare, Tokyo, pp 168–176, 1983.

29) Matsunaga S, Sakou T, Taketomi et al.: The natural course of myelopathy caused by ossification of the posterior longitudinal ligaments in the cervical spine. Clin Orthop 1994; 305:168–177.

30) Masunaga S, Sakou T, Hayashi K, Ishidou Y, Hirotsu M, Komiya S: Trauma–induced myelopathy in patients with ossification of the posterior longitudinal ligament. J Neurosurg 2002; Spine 2:172–175.

31) Goto S, Yamazaki M: Pathogenesis of ossification of the spinal ligaments.(in Yonenobu K, Sakou T, Ono K eds. Ossification of the posterior longitudinal ligament, Yokoyama, Springer–Verlag:28–37, 1997.)

32) Yamaura I, Fujil K, Saitoh S, et al: Clinical study of ossification of the posterior longitudinal ligament. Seikeigeka 25:253–267, 1974(Jpn).

33) Taketomi E: Progression of ossification of the posterior longitudinal ligament in the cervical spine. J Jpn Spine Res Soc 8:359–366, 1997.

34) Ogawa Y, Chiba K, Matsumoto M et al.: Long term results after expansive open–door laminoplasty for the segmental–type of ossification of the posterior longitudinal ligament of the cervical spine : a comparison with non–segmental type lesion. J Neurosurg 2005; Spine 3:198–204.

35) Epstein N: Ossification of the posterior longitudinal ligament ; Diagnosis and surgical management. Neurosurg Q 1992; 2:223–241.

36) Chang H, Bahk WJ, An JG, Choi KH: Pre and postoperative evaluation of cervical myelopathy using MR imaging. J Korean Soc Spine Surg 1994; 1:326–336.

37) Hashizume Y, Iijima S, Kishimoto H, Yanagi T: Pathology of spinal cord lesions caused by ossification of the posterior logitudinal ligament. Acta Neuropathol, 63:123–130, 1984.

38) Takahashi M, Sakamoto Y, Miyawaki M, Matsuno Y, Bussaka H: Increased MR signal intensity secondary to chronic cervical cord compression. Neuroradiology, 29:550–556, 1987.

CHAPTER 3

39) Takahashi M, Yamashita Y, Sakamoto Y, Kojima R: Chronic cervical compression: clinical significance of increased signal intensith on MR images. Radiology, 173:219–224, 1989.

40) Yamaura I, Isobe Y, Kamikozuru M et al.: Evaluation of surgical treatment of the posterior longitudinal ligament in the cervical spine ; anterior decompression (in Japanese). Seikeigeka 1976; 27:87–95.

41) Yamaura I: Anterior approach (anterior floating method) and its surgical results for cervical myelopathy caused by ossification of the posterior longitudinal ligament (OPLL). J West Pac Orthop Assoc 1990; 17:47–55.

42) Epstein N: Circumferential cervical surgery for ossification of posterior longitudinal ligament, A multianalytic outcome study. Spine 2004; 29:1340–1345.

43) Hirabayashi K: Expansive open–door laminoplasty for cervical spondylotic myelopathy (in Japanese). Geka (surgery) 1978; 32:1159–1163

44) Hirabayashi K, Satomi K: Operative procedure and results of expansive open–door laminoplasty. Spine 1988; 13:870–876.

45) Kurokawa T: Enlargement of spinal canal by the sagittal splitting of spinous processes (in Japanese). Bessatsu Seikeigeka 1982; 2:234–240.

46) Kawai S, Sunago K, Doi K, Sakai M, Taguchi T: Cervical laminoplasty (Hattori's method). Spine 1988; 13:1245–1250.

47) Itoh T, Tsuji H: Technical improvements and results of laminoplasty for compressive myelopathy in the cervical spine. Spine 1985; 10:729–736.

48) Iwasaki M, Kawaguchi Y, Kimmura T, Yonenobu K: Long term result of expansive laminoplasty for ossification of the posterior longitudinal ligament of the cervical spine : more than 10 years follow up. J Neurosurg 2002; Spine 2:180–189.

49) Yonenobu K, Okada K, Fuji T et al.: Causes of neurologic deterioration following surgical treatment of cervical myelopathy. Spine 1991; 11:818–823.

50) Tsuzuki N, Abe R, Saiki K et al.: Paralysis of the arm after posterior decompression of the spinal cord II ; Analyses of Clinical Findings. Eur Spine J 1993; 2:197–202.

51) Tsuzuki N, Abe R, Saiki K et al.: Extradural tethering effect as one mechanism of radiculopathy complicating posterior decompression of the cervical spinal cord. spine 1996; 21:203–211.
52) Dai L, Ni B, Yuan W et al.: Radiculopathy after laminoplasty for cervical compressive myelopathy. J Bone Joint Surg 1998; 80B:846–849.
53) Chiba K, Toyama Y, Matsumotor M et al.: Segmental motor paralysis after expansive open door laminoplasty. Spine 2002; 27:2108–2115.
54) Sakura H, Hosomo N, Mukai Y, Ishii T, Yoshikawa H: C5 palsy after decompression surgery for cervical myelopathy, Review of the literature. Spine 2003; 28:2447–2451.
55) Seiki A, Takeshita K, Kawaguchi, Nakajima S, Akune T, Nakamura K: Postoperative expansion of intramedullary high intensity areas on T2-weighted magnetic resonance imaging after cervical laminoplasty. Spine 2004; 29:1478–1482.

-흉추척수증-

1) Key CA: On paraplegia: Depending on disease of the ligaments of the spine. Guys Hosp Rep 3: 17–24, 1838.
2) Love JG, Schorn VG: Thoracic disk protrusions. JAMA 191: 627–631, 1965.
3) Menard V: Etude Pratique sur le Mal de Pott. Paris, Masson, 1900.
4) Crafoord C, Hiertonn T, Lindblom K, Olsson SE: Spinal cord compression caused by a protruded thoracic disc: Report of a case treated with anterolateral fenestration of the disc. Acta Orthop Scand 28: 103–107, 1958.
5) Carson J, Gumpert J, Jefferson A: Diagnosis and treatment of thoracic intervertebral disc protrusions. J Neurol Neurosurg Psychiatry 34: 67–68, 1971.
6) Patterson RH Jr, Arbit E: A surgical approach through the pedicle to protruded thoracic disc. J Neurosurg 48: 768–772, 1978.
7) Albrand OW, Corkill G: Thoracic disc herniation: Treatment and prognosis. Spine 4: 41–46, 1979.

CHAPTER 3

8) Love JG, Kiefer EJ: Root pain and paraplegia due to protrusions of thoracic intervertebral disks. J Neurosurg 7: 62–29, 1950.
9) Wood KB, Garvey TA, Gundry C, Heithoff KB: Magnetic resonance imaging of the thoracic spine. J Bone Joint Surg Am 77: 1631–1638, 1995.
10) Logus V: Thoracic intervertebral disc prolapse with spinal cord compression. J Neurol Neurosurg Psychiatry 15: 227–241, 1952.
11) Arce CA, Dohrmann G: Herniated thoracic disks. Neurol Clin 3: 383–392, 1985.
12) Videman T, Battie MC, Gil K, et al: Magnetic resonance imaging findings and their relationships in the thoracic and lumbar spine: Insights into the etiopathogenesis of spinal degeneration. Spine 20: 928–935, 1995.
13) Arce CA, Dohrmann G: Thoracic disc herniation: Improved diagnosis with computed tomographic scanning and a review of the literature. Surg Neurol 23: 356–361, 1985.
14) Kite WC Jr, Whitfield RD, Campbell E: The thoracic herniated intervertebral disc syndrome. J Neurosurg 14: 61–67, 1957.
15) Brown CW, Deffer PA, Akmakjian J, et al: The natural history of thoracic disc herniation. Spine 17(Suppl 6): S97–S102, 1992.
16) Fidler MW, Goedhard ZD: Excision of prolapse of thoracic intervertebral disc: A transthoracic technique. J Bone Joint Surg Br 66: 518–522, 1984.
17) Yonenobu K, Ebara S, Fujiwara K, et al: Thoracic myelopathy secondary to ossification of the spinal ligament. J Neurosurg 66: 511–518, 1987.
18) Tsuzuki N, Hirabayashi S, Abe R, et al: Staged spinal cord decompression through posterior approach for thoracic myelopathy caused by ossification of posterior longitudinal ligament. Spine 26: 1623–1630, 2001.
19) Ohtani K, Nakai S, Fujimura Y, et al: Anterior surgical decompression for thoracic myelopathy as a result of ossification of the posterior longitudinal ligament. Clin Orthop 166: 82–88, 1982.
20) Boman K, Iivanainen M: Prognosis of syringomyelia. Acta Neurol Scand 43: 61, 1967.
21) Palmer J: Radiation myelopathy. Brain 95: 109, 1972.

22) Douglas M, Parks L, Bebin J: Sudden myelopathy secondary to therapeutic total-body hyperthermia after spinal-cord irradiation. N Engl J Med 304: 583, 1981.
23) Kagan R, Wollin M, Gilber H, et al: Comparison of the tolerance of the brain and spinal cord to injury by radiation, in Gilber H, Kagan R (eds): Radiation damage to the nervous system, New York, Raven Press, 1980.
24) Hodson A, Stock F. Anterior fusion for the treatment of tuberculosis of the spine: the operative findings and results of treatment in the first one hundred cases. J Bone J Surg (Am) 42, 295, 1960.
25) Fellander M. Paraplegia in spondylitis: results of operative treatment. Paraplegia 13, 75, 1975.
26) Tang H-J, Lin H-J, Liu Y-C, Li C-M: Spinal epidural abscess: Experience with 46 patients and evaluation of prognostic factors. J Infect 45: 76-81, 2002.
27) Danner RL, Hartman BJ: Update of spinal epidural abscess: 35 cases and review of the literature. Rev Infect Dis 9: 265-274, 1987.
28) Baker AS, Ojemann RG, Swartz MN, et al: Spinal epidural abscess. N Engl J Med 293: 463-468, 1975.

-마미총증후군-

1) 척추외과학, 최신의학사, 211-213, 1997.
2) 정형외과학, 최신의학사, 제6판 2권, 583, 2006.
3) Thespine(Rothman-Simeone), Saunders, 5th ed, Vol II, 2006.
4) Tay ECK, Chacha PB: Midline prolapnse of a lumbar interavertebral disc with cojmpression of the cauda equina. J Bone Joint Surg Br 61:43-46, 1979.
5) Walker JL, Schulak D, Murtagh R: Midline disc herniations of the lumbar spine. South Med J 86:13-17, 1993.
6) Shapiro S: Cauda equina syndrome secondary to lumbar disc herniation. Neurosurgery 32:743-747, 1993.
7) Chang HS, Nakagawa H, Mizuno J: Lumbar herniated disc presenting with cauda equina syndrome. Surg Neurol 53:100-105, 2002.

Chapter 04

척추의 골절

CHAPTER 4

1. 진단

흉요추 골절의 진단을 위해 현재까지 이미 사용되던 방법의 개량 뿐만 아니라 삼차원 영상재구성 컴퓨터 단층촬영(3 dimensional computer tomography)과 동적 자기 공명 영상 기법(dynamic magnetic resonance imaging, MRI) 등 새로운 기기의 개발과 이용이 가능하게 되었다. 방사선학적 진단 방법으로 단순 방사선 촬영(그림 4-1, 2, 3), 척수강조영술, 전산화 단층촬영, 자기 공명 영상 등을 사용할 수 있으나 최근에는 척수강조영술의 사용은 흔하지 않다. 전산화 단층촬영은 골절 탈구나 신경학적 이상을 동반하는 척추 골절에는 일차 단계에서 시행할 것을 권하며 특히 골절의 형태 파악 및 척추강내로 골편의 전위 진단에 필수적이다. 척수강조영술은 침습적(侵襲的)인 면이 단점이긴 하나 전산화 단층촬영과 병행하여 시행함으로써 척수 주위의 연부 조직 손상, 즉 척수 주위의 혈종, 수핵 탈출, 경막 파열, 신경근견열손상을 좀더 정확히 진단할 수 있다. 자기 공명 영상은 방사선을 사용하지 않으며, 시상면을 포함한 여러 평면의 영상을 얻을 수 있고 특히 연부 조직의 손상을 파악하는 데 유리한 장점을 가지고 있다. 즉 수핵의 상태, 인대 손상 뿐 아니라 척수의 손상 정도를 보여주므로 신경학적 예후 판정에도 일부 도움을 줄 수 있는 가능성을 제시하였다. 초기에는 척수의 단순한 관찰 정도였으나 장비의 발달로 척수의 출혈, 좌상, 혹은 척수공동증과 같은 특정 부위의 손상 정도를 찾을 수 있게 되었다. 자기 공명 영상은 골절 양상 그리고 골편의 전위의 진단에 있어서는 전산화 단층촬영을 완전히 대체하지 못하나 전체적 평가에서 보면 가장 우수한 영상 진단법이다. 골 주사 검사는 진구성 골절의 구별 또는 단순 방사선 소견상 발견되지 않은 부위의 골절을 배제하기 위해 사용할 수 있다.

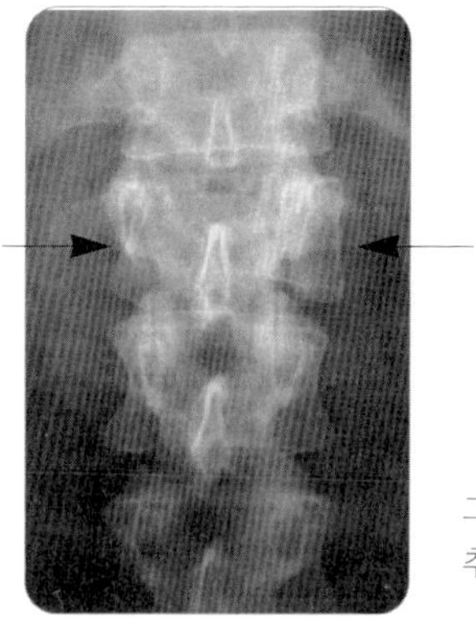

그림 4-1. 제 1 요추의 방출성 골절
추체의 높이 감소와 외측으로 퍼진 소견이 관찰된다(arrow).

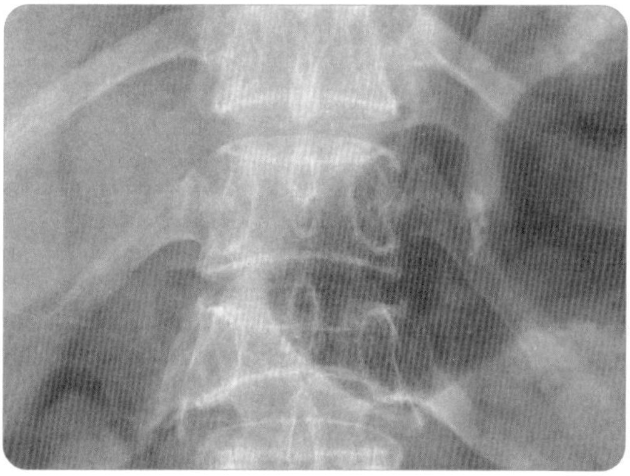

그림 4-2. 제 12 흉추의 방출성 골절
상부 종판의 불규칙(irregurality)과 함몰(depression)이관찰된다. 추궁판 골절을 의미하는 척추경간 간격의 증가가 보인다. 추궁판 골절은 단순 방사선에서는 관찰하기 어렵다(arrow).

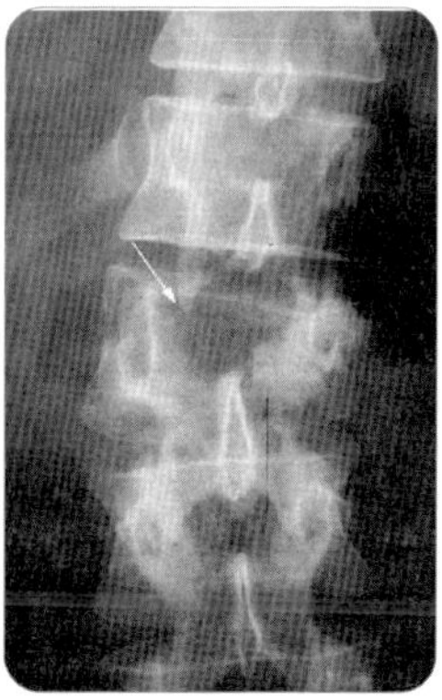

그림 4-3. 제 1 요추의 방출성 골절
제 12 흉추와 제1 요추의 극돌기간 간격이 증가 되어있고 이는 극돌기간 인대의 파열을 의미한다. 제 12 흉추와 제 1 요추의 우측 후관절의 분리도 관찰된다(arrow).

CHAPTER 4

2. 부위별 척추 손상

가. 제1-11 흉추간 손상

완전 마비는 척수성 쇽에서 회복되었지만 손상 부위 이하의 감각 및 운동이 전혀 되지 않는 상태를 말한다. 완전 마비를 확인하려면 항문 주위 및 직장(rectum)의 감각 검사, anal wink, 구해면체 반사 등 회음부 주위를 철저히 검사하여야 한다. 즉, 완전 마비로 진단하려면 손상 부위 이하의 감각 및 자발적 운동이 불가능하고 항문주위나 직장의 감각도 없으나 구해면체 반사와 anal wink가 나타나고 있어야 한다.

완전 마비로 확인된 경우에는 손상 원위부의 기능적 신경회복을 기대할 수 없다. 불완전 마비는 손상 부위 이하에 감각이나 자발적 운동이 조금이라도 관찰되면 불완전 마비를 의미하며 이는 신경회복의 가능성이 있음을 의미한다.

나. 제11-12 흉추간 손상

이 부위에 있는 신경조직은 하요추부 척수(제4~5요추)와 상요추부 신근(제1~3요추)이다. 완전 마비가 되면 제4~5 요추 신경의 지배를 받는 부위는 회복 불능의 이완성(flaccid) 마비가 되고, 제1~3 요추 신경근은 회복될 가능성이 있다. 천추 신경절은 마비는 되어있어도 반사에 의한 조절기능을 얻을 수 있다.

다. 제12 흉추-제1 요추간 손상

이 부위에서의 완전 마비는 척수 원추부의 손상이다. 장, 방광 조절기능은 영구히 이완성 마비를 보이나 모든 요추 신경근은 회복의 가능성을 가지고 있다. 그러나 신경근이 절단된 경우에는 회복이 불가능하다.

라. 제2 요추 이하의 손상

척수는 제1 요추 하방에서 끝나므로 척수 손상은 없으며, 마미 내의 요추부 또는 천추부 신경근이 손상 받을 수 있고, 이에 따른 증상이 나타난다. 부분 손상의 경우는 신경 회복의 가능성이 높다.

3. 이학적 검사

흉요추부 손상 환자의 병원 도착전의 처치는 단기, 장기 예후에 큰 영향을 미친다. 척수 손상의 64%에서 동반 손상이 발견된다. 고 에너지 손상에서는 척추 골절을 의심하여야 하고 척추 골절에 준해서 처치를 하여야 한다. 이학적 검사는 환자를 앙와위에서 시작한다. 환자의 의식 상태(mental status)를 평가하고 두부에 열상, 골절이 있는지 확인한다. 이도(ear canal)에서 척수액과 혈액 유출이 있는지 검사하여 두개골 골절을 평가한다. 상위 경추부터 요천추까지 극돌기를 촉지하고 통증이 있다면 척추 손상의 가능성이 있다. 극돌기간 인대(interspinous ligament)에 결손이 촉지 되면 후방 인대 복합체의 파열을 예상할 수 있다. 등(back)의 시진(inspection)으로 열상, 찰과상, 점상 출혈, 부종을 조사하고 이는 손상 기전에 대한 단서를 제공한다. 촉진(palpation)을 통한 국소 압통부위, step-off, 극돌기 사이의 틈(gap)과 부정정렬(malalignment)의 확인은 척추 불안정성에 대한 증거가 된다.

신경학적 검사는 척수의 기능(spinal cord function) 뿐 아니라 신경근(nerve root)과 말초 신경(peripheral nerve)에 대한 검사도 필요하다. 척수는 대부분 성인의 경우 제1 요추의 하부 경계에서 끝나고 일부에서는 제2 요추까지 확장되기도 한다. 따라서 흉요추부 골절시 척수 말단부위, 척수 원추(conus medullaris), 마미(cauda equine), 흉요추부 신경근(nerve root) 손상에서 기인하는 신경학적 증상이 다양하게 나타날 수 있다. 이상감각(paresthesia), 감각 변화로 신경근병증(radiculopathy)을 진단할 수 있고 근력 약화나 저반사(hyporeflexia)가 동반될 수 있다. 하지의 이상감각, 근력 약화, 반사 소실은 마미, 척수 원추 또는 척수의 급성 손상을 의미한다. 척수 손상의 가능성이 있을 때 구해면체 반사(bulbocavernous reflex)를 척수 쇽(spinal shock)을 배제하기 위해 반드시 검사해야 한다. 구해면체 반사가 없다면 척수성 쇽에 의한 일시적으로 기능이 소실된 상태이고 반드시 완전 신경 손상을 의미하는 것은 아니다. 신경학적 결손이 있을 때 항문 괄약근의 긴장도(rectal tone), 항문 주위의 침 감각(perianal pin prick sensation)의 존재는 손상 받은 척수 주위를 지나가는 어떠한 전달경로의 보존을 의미한다. 이는 불완전 척수 손상(incomplete cord injury)으로 양호한 예후를 기대할 수 있다.

감각 검사는 가벼운 촉진(light touch)후 침 검사(pin prick)를 시행한다. 두경부부터 시작하여 원위부로 진행하며, 특정 피부분절(dermatome)의 분포를 검사한다. 피부분절의 기준점으로는 유두부(T4), 검상돌기(T7), 배꼽(T10), 서혜부(L1,2), 회음부 및 항문부(S2,3,4)가 있다. 운동 검사를 시행 하기 전에 감각이 존재하는 부위의 피부에 표시를 해둔다. 천추 감각 보존(sacral sparing)은 불완전 척수 손상을 의미한다. 운동 능력 평가(motor index score)는 전체 근력의 합을 100으로 하여 현재의 운동 상태를 점수로 표시하였다. 운동 기능의 평가는 환자의 이해와 협조 정도를 파악한 후 우선 상지의 근력을 평가하며, 제2 흉추에서 제9 흉추 까지는 호흡시 늑골간 근의 수축 및 늑골의 거상을 관찰하며, 제10 흉추는 상복부 근육의 수축으로, 제12 흉추는 하복부 근육의 수축으로 알 수 있다. 특히 복근의 수축은 환자에게 기침을 시킨 후 복부를 촉진하여 알 수 있다. 하지의 근력 평가는 앙와위의 환자에서 원위부부터 시작하는데, 족지 굴곡근, 족지 신전근, 족관절 굴곡근, 족관절 신전근, 대퇴사두근, 슬근(hamstring muscle), 고관절 외전근, 고관절 굴곡근의 순서로 검사하여 그 손상 부위를 알 수 있다.

신경성 쇽(neurogenic shock)과 척수성 쇽(spinal shock)은 척수 손상이 있는 환자의 이학적 검사시 발견되지 않는 척수 증후군(spinal cord syndrome) 중의 하나이다. 신경성 쇽과 출혈성 쇽(hemorrhagic shock)은 치료 방법이 다르기 때문에 감별하는 것이 중요하다. 출혈성 쇽은 혈액량 감소의 결과로 저혈압, 빈맥(tachycardia)이 나타나고 혈관 수축(vasoconstriction)에 의해 사지가 차갑고 소변량이 감소한다. 치료는 출혈을 중지시키고 감소된 혈액량을 복구하는 것이다. 신경성 쇽은 중추 신경계(central nervous system: brain, cord)의 심각한 손상시 자율 신경계(autonomic nervous system)의 기능 소실로 하행하는 교감신경 유출(descending sympathetic outflow)이 감소되어 심장과 말초 혈관의 수축력이 저하된다. 경추와 상부 흉추 손상시 더 흔하며, 저혈압, 서맥(bradycardia), 심박출량 감소가 나타나고 정맥 울혈로(venous pooling) 사지가 따뜻하다. 소변량은 정상이고 심박수는 평균 50~70회/분, 수축기 혈압은 정상에 비해 30~50mmHg 정도 낮게 측정된다.

신경성 쇽은 척수 손상으로 이완성 마비(flaccid paralysis), 반사소실(areflexia), 감각소실(sensory loss)이 나타난다. 저혈압은 수액 공급과 혈관 수축제(에피네프린, 노르에피네프린, 페닐에프린)로 치료한다. 도파민과 아트로핀도 사용할 수 있다. 반면 척수성 쇽은 급성 척수 손상 후 나타나는 척수의 생리적 기능(physiologic function)의 장애로 신경성 쇽과 감별되어야 한다.

척수성 쇽은 손상 부위 이하의 척수 반사 기능이 일시적으로 정지되고 생리적 이상이 해결된 후 점차적으로 회복된다. 척수성 쇽은 24~48 시간 이내에 회복되고 쇽이 지속되는 동안은 척수 손상이 완전 마비인지 불완전 마비인지 구분할 수 없다. 척수성 쇽에서 회복될 때 족저 반(plantar reflex), 항문 반사(anal reflex), 구해면체 반사(bulbocarvenous reflex) 순으로 나타나고 척수성 쇽에서 깨어났음을 의미한다. 따라서 운동 및 감각 신경의 회복 없이 이러한 반사 작용이 나타나면 척수의 완전 마비를 의미하고 마비에서 회복될 가능성은 희박하다.

4. 골절의 분류

1983년 McAfee는 삼주설과 White와 Panjabi의 생역학적 연구를 적용하여 척추의 안정성에 중요한 중주에 손상을 주는 축성 압박, 축성 신연, 그리고 평면상의 전이의 세 가지 힘을 기준으로, 골절의 형태와 손상 기전에 의한 여섯 가지 형태의 간단한 분류 체계를 만들었으며, 중주 손상의 구조적 평가는 전산화 단층촬영을 이용하였다.

1) 설상 압박 골절(wedge compression fracture)

전방 굴곡에 의해 전주에만 골절이 일어난다. 다수의 인접 척추에 발생하지 않는 한, 신경학적 이상이 거의 동반되지 않는다.

2) 안정 방출성 골절(stable burst fractures)

압박 부하에 의해 전주와 중주의 파괴가 일어나지만, 후방 구조물의 연속성은 유지된다.

3) 불안정 방출성 골절(unstable burst fracture)

전주와 중주의 압박과 후주의 파열이 동반 된다. 후주는 압박, 측방 굴곡, 혹은 회전에 의해 파괴되며, 후관절의 아탈구, 추궁의 전위 된 골절, 그리고 후방 인대의 파열 등의 형태로 나타난다. 불안정성으로 인한 후외상성 척추 후만과 진행성 신경학적 증상의 유발 빈도가 높다. 그리고 전주와 중주가 압박에 의해 파괴 되기 때문에, 신연(伸延, distraction)에 의한 후주의 손상은 일어나지 않는다.

4) Chance 골절(Chance fracture)

전방 종인대의 전방에 위치한 회전축을 중심으로 굴곡이 일어나 모든 척주가 강력한 신연력에 의해 수평 견열 손상(水平 牽裂 損傷, horizontal split)이 일어난다.

5) 굴곡 신연 손상(flexion distraction injury)

전방 종인대의 후방에 위치한 회전축을 중심으로 굴곡이 일어나 전주는 압박으로 중주와 후주는 견인에 의해 파괴된다. 이러한 손상은 전주와 중주의 손상뿐만 아니라 후관절, 황색 인대, 극간 인대, 그리고 극상 인대 등의 후방 인대 복합체의 파열을 동반하기 때문에 불안정하다.

6) 전이성 손상(translational injury)

척추의 부정렬(不整列, malalignment)이 특징으로, 삼 주 모두가 전단력에 의해 손상된다. 손상된 부위에서 위, 아래 척추관이 횡단면상으로 전이된다.

7) Vaccaro 분류(TLICS, Thoracolumbar Injury Classification and Severity Score)

Vaccaro 등에 의해 고안된 TLISS(Thoracolumbar Injury Severity Score)의

변형 분류로서 먼저 발표한 TLISS(Thoracolumbar Injury Severity Score)을 보완하여 TLISS의 수상 기전(injury mechanism)을 보다 객관성을 부여하기 위해 골절 양상(fracture morphology)으로 대치한 것으로(그림 4-4, 5, 6) 이는 수술적 필요성 뿐만 아니라 분류에 따른 수술적 접근(surgical approach)의 방법까지 제시하였다.(표 4-1)

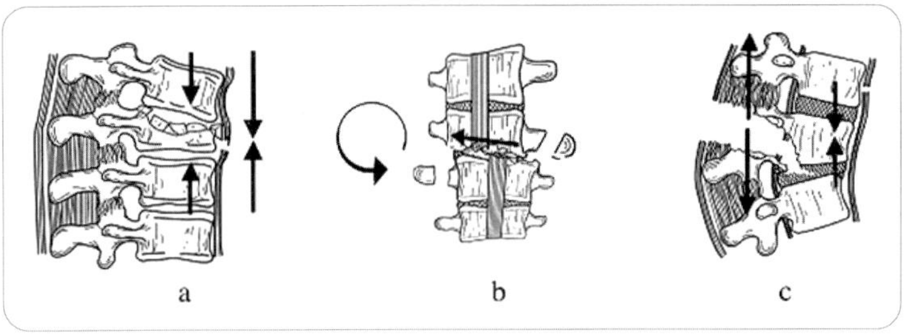

그림 4-4. TLICS에서의 3가지 주요 손상 양상(Injury morphology)
a: 압박(compression)
b: 전위/회전(translation/rotation)
c: 신연(distraction)

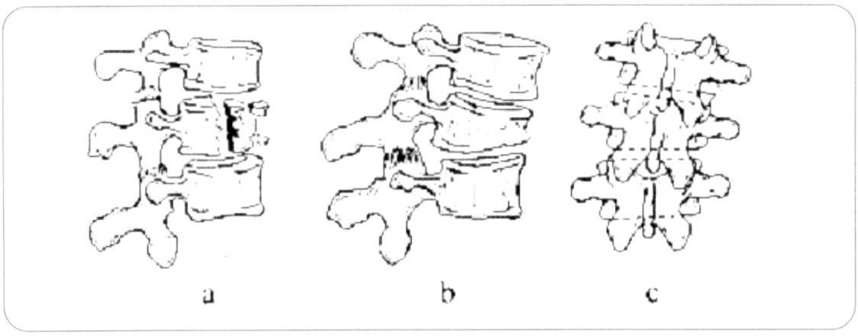

그림 4-5. 압박 손상의 아군
a: 축성(axial)
b: 굴곡(flexion)
c: 외측(lateral)

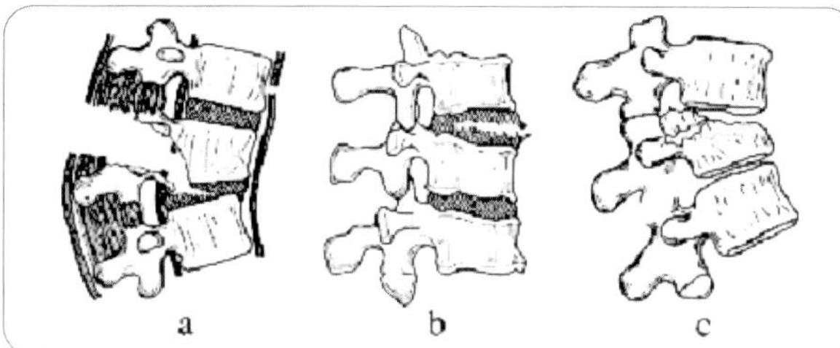

그림 4-6. 신연 손상의 아군
a: 굴곡(flexion)
b: 신전(extension)
c: 압박 또는 방출(compression or burst)

먼저 TLISS(Thoracolumbar Injury Severity Score)을 보면 이는 전반적 안정성(global stability) 판단에 있어 다음과 같은 세가지 요소를 파악하였다. 즉, 방사선학적으로 판단되는 수상 기전(mechanism of injury as interpreted from imaging study), 후방 인대 복합군의 유지 여부(integrity of the PLC), 신경학적 상태(neurologic status)이다.

표 4-1. Vaccaro 분류

Injury Morphology

Type	Points
Compression	1
Burst	1
Translational/rotational	3
Distraction	4

CHAPTER 4

Integrity of Posterior Ligamentous Complex

PLC disrupted in tension rotation translation	Points
Intact	0
Suspected/Indeterminate	2
Injured	3

Neurologic Status

Involvement	Qualifiers	Point
Intact		0
Nerve root		2
Cord, conus medullaris	Complete	2
	Incomplete	3
Cauda equina		3

Treatment Recommendations

Total Score	Treatment
≤3	Nonoperative
4	Indeterminate
≥5	Operative

Suggested Surgical Approach

Neurologic Status	Posterior Ligamentous Intact	Complex Disrupted
Intact	Posterior	Posterior
Root injury	Posterior	Posterior
Incomplete SCI or cauda	Anterior approach	Combined approach
Complete SCI or cauda	Posterior (anterior) approach	Posterior(combined) approach

8) 척추골절분류의 문제점

현재 나와 있는 흉요추부 골절의 분류법들은 공히 세가지 문제점을 가지고 있다. 첫째는 방사선 사진이건 전산화 단층촬영이건 단지 척추 전위의 정적인 (static) 면만을 제공한다는 점이다. 그러므로 후방인대손상이 있다 하더라도 발견이 어려울 수 있고 아탈구나 탈구가 저절로 정복된 경우에는 이러한 진단방법 만으로는 진단이 안될 가능성이 높아 전혀 다른 형태의 골절로 분류되어 적절치 못한 치료가 행해질 수 있다는 점이다. 두 번째는 아무리 복잡한 분류를 시행하여도 모든 척추 손상을 분류할 수는 없다는 점이다. 예를 들어 방출성 골절이 있으면서 척추 분절의 횡전위가 있는 경우가 있는데 이런 손상은 손상기전에 기초를 둔 분류로는 분류하기 매우 어려워지는 부분이다. 마지막 문제점은 신경 손상의 원인과 정도를 평가하기 어렵다는 점이다. 실제로 수술하며 확인하여도 신경증상의 원인이 부종 때문인지 신경 압박 때문인지 불분명한 경우도 있기 때문이다. 더구나 척추관이 아주 심하게 좁아진 환자 중에도 전혀 신경증상이 없는 경우가 있어 이러한 문제점은 쉽게 풀리기는 어려울 전망이다.

CHAPTER 4

| 참고문헌 |

1) Powell JN, Waddell JP, Tucker WS, Transfeldt EE : Multilevel noncontiguous spinal fractures, J Trauma 1989: 29:1146-1150.
2) Vaccaro AR, Kim DH, Brodke DS, Harris M, Chapman J, Schildhauer T, Chip Routt ML, Sasso RC : Diagnosis and Management of Thoracolumbar Spine Fracture. J Bone Joint Surg 2003: 85:2456-2470.
3) Ferguson RL, Allen DI : A mechanistic classification of thoracolumbar spine fractures. Clin Orthop 1984: 189:77-88.
4) Holdsworth FW : Fractures, dislocations and fracture-dislocations of the spine. J Bone Joint Surg 1970: 52-A: 1534-1551 .
5) Wang SC, Grattan-Smith A : Thoracolumbar burst fractures: two "new" plain film signs with CT correlation. Australas Radiol 1987: 31:404-413.
6) McGrory BJ, VanderWilde RS, Currier BL, Eismont FJ : Diagnosis of subtle thoracolumbar burst fractures: a new radiographic sign. Spine 1993: 18:2282-2285.
7) White AA III, Panjabi MM : The problem of clinical instability in the human spine: a systematic approach. Clinical Biomechanics of the Spine. 2nd ed. Baltimore: Lippincott Williams & Wilkins:1990: 352.
8) Vaccaro AR, Nachwalter RS, Klein GR, Sewards JM, Albert TJ, Garfin SR : The significance of thoracolumbar spinal canal size in spinal cord injury patients. Spine 2001: 26:371-376.
9) McArdle CB, Crofford MJ, Mirfalkraee M, Amparo EG, Calhoun JS : Surfacecoil MR of spinal trauma: preliminary experience. Am J Neuroradiol 1986: 7:885-893.

Chapter 05

척수 손상의 등급과 분류

CHAPTER 5

1. ASIA 분류

Frankel 등급(grade) 또는 척도(scale)로 알려진 이 척도는 1992년에 선택되어 수년에 걸쳐 많이 개정되어 왔다. 첫 번째 개정은 D, C 등급에서 "useful", "non-useful" 이란 단어를 명시한 것이다. ASIA 장애 척도의 D(AIS D)는 손상 부위 아래의 주요 근육 중 적어도 반 이상이 반드시 3등급 이상이어야 한다. 두 번째 개정은 완전 손상과 부분 보존 지역 정의의 변화였다. 새로운 정의에서, 완전 손상은 부분 보존 구역을 3 분절 이상으로 허용하였으므로 운동 및 감각 기능 소실에 필요한 유일한 분절은 S4-5이다. 다음의 정의들은 장애의 정도를 분류하기 위해 사용된다.

A _ 완전. 천추 분절(S4-5)에서 감각 또는 운동 기능이 없다.
B _ 불완전. 손상 부위 아래로 운동 기능은 없으나 천추 분절(S4-5)을 포함한 감각 기능이 보존되어 있다.
C _ 불완전. 손상 부위 아래로 운동 기능이 보존된 곳이 있으며, 손상 부위 아래의 주요 근육 반 이상이 3등급 이하의 근력을 가진다(0~2등급).
D _ 불완전. 손상 부위 아래의 운동 기능이 보존되며, 손상 부위 아래의 주요 근육들 중 최소한 반 이상이 3등급 이상의 근력을 가진다.
E _ 정상. 감각과 운동 기능이 정상

Note: C 또는 D등급을 받은 환자는 반드시 불완전 손상이다.

다시말해 S4-5 천추 분절의 감각 또는 운동 기능이 보존되어 있다. 또한, 수의적인 항문 괄약근 수축이 가능하거나, 운동 부위 아래로 3분절 이상의 운동 기능이 보존되어 있어야 한다. 척수 손상 환자의 분류에 있어 다음 단계가 추천된다.

● 1단계: 우측과 좌측 감각 부위를 결정한다(그림 5-1).

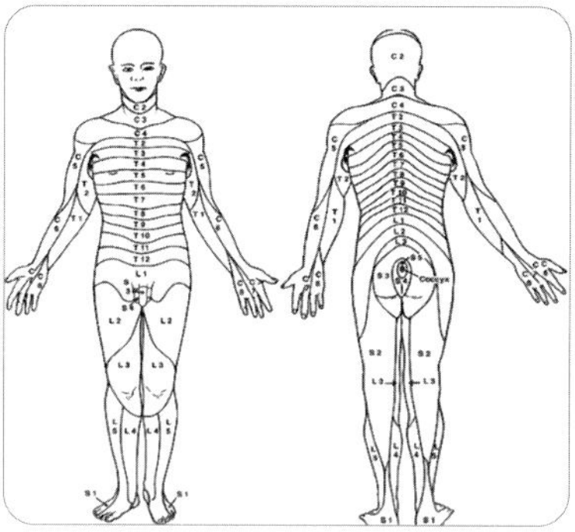

그림 5-1

● 2단계: 우측과 좌측 운동 부위를 결정한다(그림 5-2).

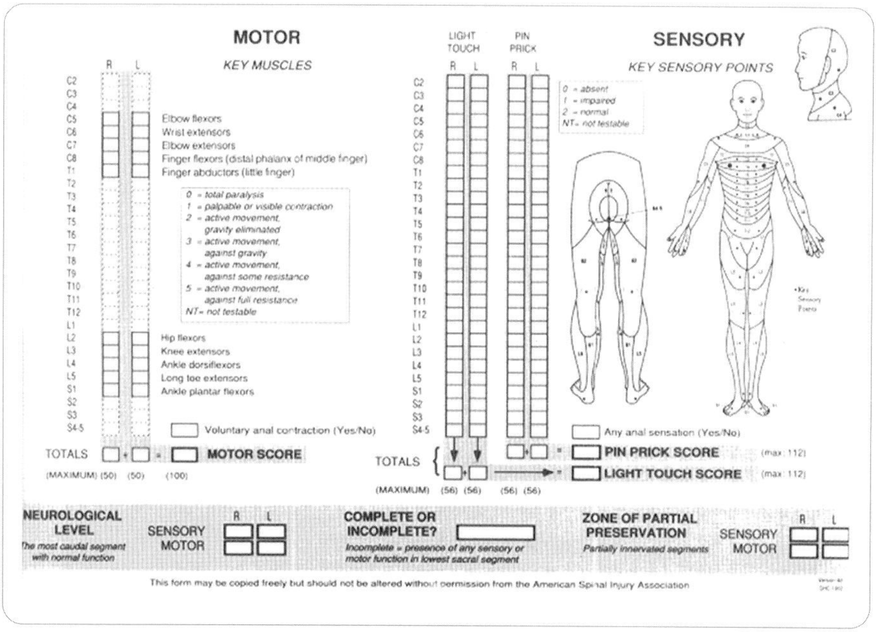

그림 5-2

※ 주의: 검사할 근분절(myotome)이 없는 부위에서, 운동 부위는 감각 부위와 같다고 추정한다.

C
H
A
P
T
E
R

5

- 3단계: 단일 손상 부위를 결정한다.

※ 주의: 이는 좌/우측에서 운동 및 감각 기능이 정상인 최하위 분절을 가리키며, 1단계, 2단계에서 정해진 감각 및 운동 부위의 가장 머리쪽이다.

- 4단계: 완전 손상인지 불완전 손상인지(천추부 보존) 결정한다.

- 5단계: ASIA 장애 척도 등급을 정한다.

a. 불완전 손상인가? 아니라면 AISA. 부분 보존 구역(ZPP) 기록.

b. 만약 "그렇다"라면 운동 신경은 불완전 손상인가? 아니라면 AISB. ("그렇다" 항문 괄약근 수의적 수축 또는 해당 좌우측의 운동 부위 아래 3부위 이상의 운동 기능 유지)

c. 만약 "그렇다"라면 주요 근육의 적어도 반이 3등급 이상인가? 아니라면 AISC.

d. 만약 "그렇다"라면 AISD.

e. 만약 감각과 운동 신경 기능이 모든 분절에서 정상이라면 AISE.

※ 주의: AIS E는 척수 손상이 입증되었던 환자의 추가 관찰시 정상 기능을 회복한 경우 검사 결과로 사용될 수 있다. 최초 검사에서 신경학적 결손이 없었다면 그 환자는 신경학적으로 정상인 것이며, 이때는 ASIA의 장애 척도를 적용하지 않는다.

| 예제 |

Q1. 감각 부위가 C6이며 다음과 같이 주요 근육의 근력이 평가되었을 경우, 운동 부위를 각각 정해 보시오.

a. 주관절 굴곡근 5, 손목 신전근 5, 주관절 신전근 5, 심수지 굴근 0, 제 5 수지 외전근 0

답: C7–적어도 3등급을 충족시키는 가장 아래쪽의 주요 근육이 C7이며, 한 분절 머리쪽의 근육이 5등급으로 측정(주관절 신전근)되므로.

b. 주관절 굴곡근 5, 손목 신전근 3, 주관절 신전근 3, 심수지 굴근 0, 제 5 수지 외전근 0

답: C6–한 분절. 머리쪽의 근육이 5등급으로 측정되는 3등급을 충족시키는 가장 아래쪽의 주요 근육은 손목 신전근이다.

c. 주관절 굴곡근 5, 손목 신전근 5, 주관절 신전근 5, 심수지 굴근 4, 제 5 수지 외전근 4, 모든 하지 주요 근육 4

답: C8–한 분절. 머리쪽의 근육이 5등급으로 측정되는 3등급을 충족시키는 가장 아래쪽의 주요 근육은 심수지굴근이다.

Q2. 다음의 요통을 호소하는 급성 요추 손상에서 운동 부위는?

a. 환자는 제1번 요추의 방출성 골절이었으며, MRI 검사에서 양측성 척수 주위 혈종 소견이 보였다. 고관절의 굴곡근 검사시 통증을 느껴 30°밖에 움직이지 못하였다. 검사자가 대퇴부를 지지할 경우에 환자는 대체 고관절 굴곡근(봉공근, 대퇴 직근)에서 촉지되는 강력한 등척성 수축을 관찰할 수 있었다.

b. 또한, 고관절을 90° 굴곡 위로 놓고 환자에게 신전에 대해 저항하라고 지시할 경우 짧은 강력한 저항력이 있은 후 통증 때문에 힘이 쭉 빠졌다. 사두근 검사는 5등급이었고, 전경골근은 3등급, 그리고 족무지 신전근은 1등급, 비복근은 1등급이었다.

답: 이 경우, 고관절 굴곡근은 5등급이 아니더라도 거의 완전하게 신경 지배를 받는 것으로 봐야할 것 같다. 검사자는 고관절 굴곡근에 5*등급을 줄 수도 있으며, 운동 부위는 L4가 될 것이다. 검사자가 결정에 대해 불확실하다면 NT등급을 줄 수도 있다. 그런 경우는 운동 부위 결정은 나중으로 미룬다.

CHAPTER 5

Q3. 다음에 나오는 증례에서 운동 부위는?

a. C2, C3, 그리고 좌측 C4에서 감각 정상이었다. 우측 C4, 양쪽 C5에서 감각 기능이 감소되었다. C5 이하에서는 무감각으로 측정되었다. 주요 근력 검사 결과는 다음과 같다.

b. 주관절 굴곡근은 우측 3, 좌측 4, 손목 신전근은 우측 1, 좌측 2, 손목 신전근 이하의 모든 근육은 0등급이었다.

답: 우측의 운동 부위는 C3이며, 좌측은 C5이다. 앞에서 설명하였듯이, 주요 근육은 반드시 적어도 3등급 이상이며 한 분절 머리쪽 근육의 근력은 정상(5등급)이어야 한다. 또한, 도수 근력 검사가 불가능한 경우는 감각 검사가 사용될 수 있다. 그러므로, 우측에서는 C4 피부 분절 검사가 비정상이므로 C4 또한 장애가 있다고 할 수 있어 운동 수준은 C3이다. 좌측에서는 C4 피부 분절이 정상이므로 C4의 근분절도 정상이라고 할 수 있다. 또한, C5의 근력도 3등급 이상을 충족시키므로, 결과적으로, 좌측의 운동 수준은 C5라고 할 수 있다.

Q4. 다음 증례의 운동 부위는?

a. 감각 검사상 T12까지 정상이며, L1~L2에서 감소, L2 아래의 모든 분절에서 무감

각이었다. 상지의 모든 근육은 정상이었다. 하지의 주요 근육의 등급은 다음과 같다.

b. 고관절 굴곡근 3, 사두근 1, 전경골근 0, 족무지 신전근 0, 비복근0. 운동 또는 감각 기능의 천추 보존은 없었다.

답: 해당 분절에 주요 근육이 없는 경우, 감각 부위를 통해 운동부위를 결정하게 된다. 이 손상은 완전 손상(AIS A)이고, L2까지의 부분 보존 구역(ZPP)이 있다. 비슷하게, 운동 ZPP도 존재하며, L3까지이다. 이 증례에서 L2가 운동 부위가 될 수는 없다. 바로 머리쪽의 L1에 의해 지배받는 근육의 상태를 알 수 없기 때문이다. T12에 의해 지배되는 근육들은 검사할 수 없음에도 불구하고 T12 감각 분절이 정상이므로 정상으로 가정되는 것이다.

Q5.

C7인 환자가 감각 불완전 병변, 그리고 수의적 항문 괄약근 수축외 모든 주요 근육의 근력이 0등급이었다. 이 환자의 AIS 등급은?

답: 환자는 AIS C등급이다. AIS B는 병변 밑으로 모든 근력이 없는 것이다. 그러므로 운동 부위 이하 3분절 이상의 주요 근육이 아닌 어떤 근육의 수의적 수축의 존재는 AIS C를 의미하는 것이다. 그러나 환자가 복부에 힘을 줌으로써 항문의 수의적 수축처럼 느껴질수 있으므로 주의해서 해석해야 한다. 또한, 반사적 수축을 수의적 수축으로 오인해서는 안 된다. 의심이 있을 때는 환자가 수의적 수축력이 없는 것으로 채점해야 한다. 항문 괄약근이 수의적으로 수축할 수 있다는 것만으로도 척수 손상 환자를 운동 불완전 손상이라고 분류할 수 있다는 점을 다시 한 번 상기할 필요가 있다.

CHAPTER 5

Q6. L2까지 감각이 정상이며, L2 아래에서 천추 분절 S4-5까지는 장애가 있다. 환자의 AIS는?

a. 상지의 근력은 정상이며, 우측 하지의 근력은 다음과 같다.

L2-4, L3-3, L4-1, L5-0, S1-0.

좌측 하지의 근력은 다음과 같다. L2-5, L3-4, L4-2, L5-0, S1-0.

b. 수의적 항문 괄약근 수축이 없었다.

답: AIS B –환자의 운동 수준은 우측이 L2, 좌측이 L3이다. AIS C로 분류되기 위해서는 운동 부위에서 아래쪽으로 세 분절 이상 운동 기능이 유지되어야 한다. 그러므로 수의적 운동 기능이 S1까지 유지되거나 항문 괄약근의 수의적 수축이 있어야만 AIS C라고 할 수 있을 것이다.

Q7. 경추 손상 환자가 C7까지의 정상 감각을 유지하고 있다. ASIA 장애척도 등급은?

a. C7에서 아래쪽의 가벼운 촉각은 감소, 침 자극시는 무감각이었으며, 심부 항문 감각은 존재하였다. 운동 기능은 양쪽 모두 C5에서 C7까지 5등급이었으며, C8은 3, T1은 1, L2는 2, L3는 4, L4는 1이었다. L5는 좌측이 1, 우측은 4였으며, S1은 양쪽 모두 4였다.

b. 수의적 항문 수축이 존재하였다.

답: 이 환자의 감각 부위는 C7이다. 운동 부위는 C8이다. AIS C인지 D인지 구별하기 위해서 "손상 부위 이하의 주요 근육 중 적어도 절반 이상의 근력이 3등급 이상이어야 D로 분류될 수 있다"는 기술을 상기해 보자. 이 경우 C7이 손상 부위가 되며, 그 이하의 주요 근육은 14개가 있다. 정확히 반의 근육들이 3등급 이상의 근력을 갖고 있으므로, 이 환자의 등급은 AIS D이다.

2. 불완전 척수 손상의 분류

가. 원추 상부 증후군(epiconus syndrome)

원추 상부는 L4/S2척수분절을 포함한 부위로 대체로 제12 흉추 위치에 존재한다(그림 5-3). 이 부위의 병변은 하부운동신경원(척수전각세포)의 장애가 주가 되어, 하지의 이완성 마비, 족하수(foot drop), 근육 위축(muscle fiber atrophy)이 나타난다. 감각 장애는 분포하는 신경근장애와 유사하거나 말초신경장애와 유사한 양말형의 분포를 나타내는 경우가 있다. 광범위하게 미치는 장애나 원추부에도 퍼지는 병변에서는 항문 주위의 천수(sacral cord) 영역에도 감각 장애가 나타난다. 통증은 있어도 경도인 경우가 많다. 심부건 반사는 장애 위치나 정도에 따라 슬개건 반사, 아킬레스 건 반사가 소실되거나 잔존한다. 아킬레스건 반사의 항진이나 Babinski 반사가 양성이 되는 long tract sign이 나타나는 경우도 있다. 척수 배뇨 중추는 S2-3에 존재하기 때문에, 원추 상부에 국한한 장애에서는 배뇨 장애는 분명하지 않은 경우가 많지만 병변이 광범위하게 미치면 나타나는 경우도 있다.

CHAPTER 5

나. 척수 원추 증후군(conus medullaris syndrome)

원추부는 S3 척수분절 이하를 포함하는 부위로 제1 요추 위치에 존재한다(그림 5-3). 이 부위의 병변은 하지의 근육을 지배하는 척수분절을 포함하지 않기 때문에 주위에 존재하는 신경근장애를 동반하지 않는 한 하지의 운동장애가 나타나지 않는다. 회음부에 말안장 모양의 지각 장애가 나타나 구해면체 반사나 항문 반사의 감소가 나타나지만, 심부건 반사의 이상은 수반하지 않는다. 말초형의 배뇨 배변 장애나 성기능 장애가 출현한다.

다. 마미 증후군(cauda equina syndrome)

척수 하단은 일반적으로 제1, 2 요추간에 존재한다(그림 5-3). 마미는 L2 이하의 신경근으로 이루어지며, 마미 증후군은 요통, 하지통 및 저림이 특징이다. 운동 장애는 족하수가 나타나는 경우가 있고 종아리나 족부의 근위축이 나타나는 경우도 있다. 감각 장애는 회음부, 종아리(특히 외측), 족부가 많다. 심부건 반사는 특히 아킬레스건 반사의 저하 또는 소실이 나타나며, Babinski 반사가 나타나는 경우는 없다.

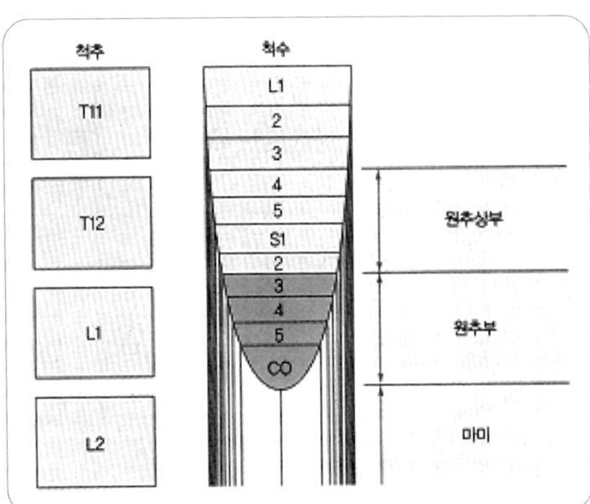

그림 5-3.
원추 상부, 척수 원추, 마미의 척추내 위치.
T : 흉수, L : 요수,
S : 천수, CO : 미수

표 5-1. 원추 상부 증후군, 척수 원추 증후군, 마미 증후군

	원추 상부 증후군	척수 원추 증후군	마미 증후군
감각장애	하지	화음부	화음부
운동장애	하지(족하수, 근위축)		하지(족하수, 근위축)
심부건 반사			
슬개건 반사	저하 ~ 항진	정상	저하 ~ 장상
아킬레스 건 반사	저하 ~ 항진	정상	저하
Babinski 반사	(+)	(−)	(+)
항문 반사		(−)	(−)
방광, 직장 장애	(− ~ +)	(+++)	(− ~ +)
간헐성 파행	(− ~ +)	(−)	(+++)

사지와 체간의 검사 후에는 자발적인 항문 괄약근 수축, 엄지 발가락의 굴곡을 시행해 천추 운동 기능 보존(sacral motor sparing)을 검사한다. 천추 감각(sacral sensation)과 함께 자발적인 수축이 있다면 운동 기능의 회복은 양호한 예후를 기대할 수 있다. 천추 감각 없이 항문 반사가 존재할 경우 완전 마비를 의미한다.

| 참고문헌 |

1) 양준영 : 척수 손상의 이해와 올바른 신경검사법. 이퍼블릭, 2009.
2) Atkinson PP, Atkinson JLD.: Spinal shock. Mayo clin Proc. 71, 384-389, 1996.
3) Chiles III BW, Cooper PR.: Acute spinal injury. N engl J Med 334 (8), 514-520, 1996.
4) Kumal SP, Ramasubramanisan D.: The Babinski sign: A reappraisal. Newrol India, 48, 314-318, 2000.
5) Lance JW.: The control of muscle tone, reflexes, and movement: Rober Wartenberg lecture. Neurology, 30, 1303-1313, 1980.

Chapter 06

척수 신경감시의 기초

CHAPTER 6

1. Electrodiagnostic test

전기생리학적 검사를 이용한 수술 중 감시는 수술 중 발생할 수 있는 신경학적 부작용을 예방하고, 수술 집도의에게 척수 중 감각과 운동의 주행경로를 확인하게 하며, 정상 및 비정상 상태에서 척수의 기능을 알아보기 위해 시행한다. 1977년 이후 체성감각 유발전위(somatosensory evoked potential, SSEP)를 수술 중 감시 방법으로 사용해 왔다. 체성감각 유발전위는 척수의 후주(posterior column)를 따라 대뇌피질의 체성감각 영역까지의 기능을 측정하는 검사 방법으로 척수 내 회백질의 기능을 반영하지는 못하며, 각각의 척수신경근(spinal nerve root)의 기능을 구별하지 못하는 단점이 있다. 대뇌피질을 자기장으로 자극 후 근육에서 전위를 측정하는 방법인 운동유발전위(motor evoked potential, MEP)는 피질척수로의 기능뿐 아니라 중간신경원(interneuron)의 기능도 반영할 수 있다. 그러나 운동유발 전위검사는 운동단위(motor unit) 중 3.1~3.9%만을 활성화 시키기 때문에, 나머지 대부분인 96.1~96.9%의 기능을 관찰할 수 없다. 따라서 최근에는 수술 도중 계속해서 기록하는 free-run Electromyography(EMG) 방법이나 척수신경근(spinal nerve root)을 자극하여 반응을 기록하는 electrically-triggered EMG, 척수분절의 기능을 반영할 수 있는 H-reflex와 F-response를 기록하는 방법이 사용되고 있다. 본고에서는 H-reflex와 F-response의 정의와 의미를 알아보고자 한다.

가. H-reflex

H-reflex는 1918년 Hoffmann이 처음으로 유발 시킨 후 그의 이름을 따서

명명하였다. F-response와 달리 감각 신경을 통해 척수로 전달되어 운동신경을 통해 근육으로 전달되는 진정한 의미의 반사로 한번 시냅스를 하는 단일연접반사(monosynaptic reflex)이다. 정상 성인에서는 S1 척수 신경을 관찰할 수 있는 비복근(gastrocnemius muscle)에서만 기록이 가능하나, 수술 중 감시를 위해서는 C6/C7 척수 신경을 관찰할 수 있는 요측수근굴근(flexor carpi radialis)에서도 시행한다.

H-reflex는 Ia 감각 신경을 따라 척수로 전달되어 α운동 신경을 따라 근육으로 전달된다. 따라서 반응을 유발하기 위해서는 준최대자극(submaximal stimulation)으로 자극하여야 하며, 이것보다 강한 자극을 주게 되면 감각 신경만을 선택적으로 자극하지 못하고 운동 신경이 같이 자극되어 점차 H-reflex의 진폭(amplitude)은 감소하고 근육에서부터 형성되는 M 파의 크기는 증가한다 (그림 6-1).

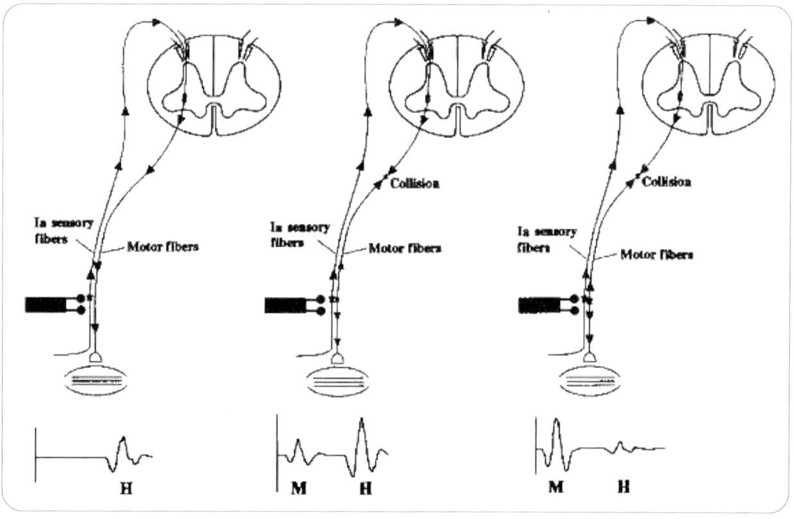

그림 6-1. H-reflex circuitry.
척수에서 구심성 Loop는 Ia 감각 섬유와 운동 축색으로부터의 시냅스를 포함하는 원심성 Loop로 구성된다. 저자극에서는 직접적인 M(운동) potential없이 H-반응을 생성하는 Ia 감각 섬유의 선택적 활성화가 발생한다. 큰 자극에서는(중간그림) Ia 감각 섬유가 더 활성화되어, 그 결과로 작은 M potential이 하향성 H-반응의 collision이 근위부로 발생한다. 큰 자극에서는(우측그림), Ia 감각 섬유의 선택적 활성화가 소실된다. 이 강한 자극에서는 감각의 운동 섬유 모두 자극되어지고, 운동의 자극으로 큰 M potential이 발생한다. 그러나 H-반응은 감소한다.

H-reflex는 여러 세기의 자극 강도에도 항상 같은 잠복기(latency)에서 파가 형성되며, 가장 짧은 잠복기를 H-reflex의 잠복기로 정한다. H-reflex의 잠복기는 연령 및 키에 따라 달라지므로, 이에 따라 정상값이 달라진다. H-reflex의 잠복기와 진폭, 좌우 차이 및 H/M ratio를 기준값으로 하여 수술 중 감시를 시행하며, 각각의 정상값은 표 6-1과 같다.

표 6-1. 지연 반응

Measurement	H-reflex	F-wave
Nature of response	Monosynaptic reflex	Not a reflex
Pathways		
Afferent arc	Ia sensory	Alpha motor
Efferent arc	Alpha motor	Alpha motor
Synapse	Yes	No
Best stimulus	Submaximal	Supramaximal
Appearance and persistence	Rather constant	Variable
Latency	Rather constant	
	Shorter than F-wave	Variable
Highest amplitude	Can be up to 70% of maximum M wave	Small, less than 5% of maximum M-wave
Tested muscle	Gastrocnemius m.	Almost every distal m.
Major use	Early polyneuropathy, S1 radiculopathy	Early polyneuropathy, C8-T1& L5-S1 radiculopathy
Normal	≤ 34ms ≤ 1.5ms interside diff. H/M ratio ≤ 50%	≤32ms U/Ex, ≤58ms L/Ex

나. F-response

F-response는 근육에서부터 형성되는 M파 이후 나타나는 파형이다. H-reflex와는 달리 척수내에서 시냅스를 하지 않고 나타나는 반응이다. 즉 α운동 신경을 따라 척수내로 전달된 후 다시 α운동 신경을 따라 근육에 전달된다. 따라서 운동 단위의 5%정도를 나타내며, F-response의 진폭은 M파 진폭의 5%내외이다. 또한 H-reflex와는 달리 척수내에서 어떤 경로를 따라서 나오느냐에 따라 F-response의 모양과 잠복기 및 진폭이 다양하게 나타난다(그림 6-2). 가장 짧은 잠복기를 F-response의 잠복기로 정한다. F-response를 얻기 위해서는 최대상 자극(supramaximal stimulation)을 하여야 한다.

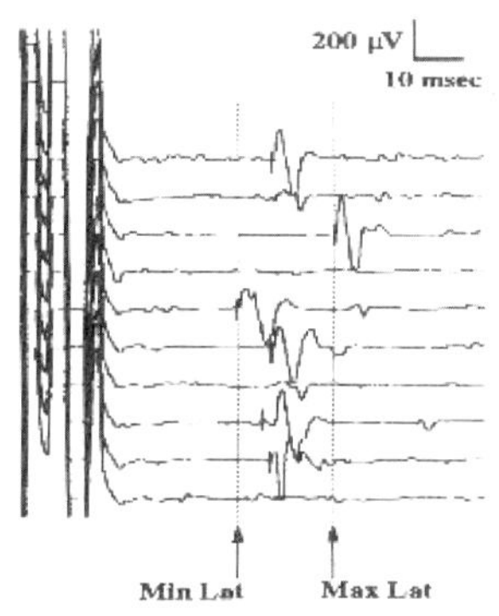

그림 6-2. 정상적인 F-반응.
Minimal latency is the shortest of the responses, representing the largest, fastest conduction fibers.

보통 상지에서는 C8/T1 척수신경근을 관찰할 수 있는 소지외전근(abductor digiti minimi)과 단무지외전근(abductor pollicis brevis)에서 시행하고, 하지에서는 L5/S1 척수신경근을 관찰할 수 있는 무지내전근(abductor hallucis)과 단지신근(extensor digitorum brevis)에서 시행한다. F-response도 키에 따라 정상값이 달라지며 대개 상지는 32ms이내이고, 하지는 58ms이내이다(표 6-1).

| 참고문헌 |

1) Oreston DC, Shapiro BE. Electromyography and neuromuscular disorders. 2nd ed. Philadelphia:Elsevier, 2005; 47–58.
2) Leppanen RE. Intraoperative monitoring of segmental spinal nerve root function with free–run and electrically–triggered electromyography and spinal cord function with reflexes and F–responses. J Clin Monit Comput 2005; 19:437–461.
3) Leppanen RE. Intraoperative applications of the H–reflex and F–response: a tutorial.J Clin Monit Comput 2006; 20:267–304.

2. 척수 신경 감시

수술 중 환자의 척수 기능을 감시하기 위한 방법으로 유발 전위 감시와 wake-up test가 사용될 수 있다. 이들 감시 동안에 일반적으로 사용하는 마취 방법과 마취제의 영향에 대하여 알아보고자 한다.

가. 체감각 유발전위

체감각 유발전위(somatosensory evoked potentials, SSEP)의 수술 중 감시는 척추나 척수의 외과적 수술 시 사용되고 있다. 수술 후 체감각 기능의 예측에 대한 SSEP 감시의 신뢰성은 아주 뛰어나다고 보고 되었으나 SSEP의 감시에서 위음성이나 위양성 결과가 모두 보고 되었다. 또한 수술 중 SSEP의 측정에는 상당한 어려움이 있을 수 있는데 이러한 어려움은 전기적으로 부적절한 수술실, 높은 인공파의 발생률, 신경학적 손상이 있는 환자에서 수술 전 이상 SSEP, 수술 중 전극의 비접근성, 특히 유발전위의 피질 부분에 대한 감수성과 더불어 수술 중 변동하는 체온, 혈중 가스 분압, 마취 깊이, 혈압 등과 같은 인자들 때문이다. SSEP 감시를 위한 환경을 최적화하기 위하여 마취 방법은 SSEP를 크게 억압하지 않는 마취를 선택하고 감시되는 경로에 대한 외과적 손상이 가능한 기간 동안에 마취 깊이나 생리학적 상태를 최대한 일정하게 유지시켜야 한다.

1) 감각유발전위에 영향을 미치는 요소

(1) 약리학적 요소

마취 중에는 여러 가지 약제를 사용하게 되며 이러한 약제들은 감각유발전위 감시에 영향을 미칠 수 있다.

Sevoflurane, desflurane, isoflurane, enflurane, halothane 같은 흡입마취제들은 감각 유발전위에 유사한 영향을 미치지만 그 정도는 다르다. 흡입마취제의 SSEP에 대한 효과는 용량에 비례하여 잠복기와 전도시간을 증가시키시고 진폭은 감소시킨다. 흡입마취제의 종류에 따른 SSEP에 대한 상대적 효과는 다소 논의의 여지가 남아 있다. Halothane이 isoflurane이나 enflurane보다 SSEP에 영향을 더 미친다는 견해도 있고 enflurane이나 isoflurane이 halothane보다 영향을 더 미칠 수 있다는 보고도 있다. Desflurane이나 sevoflurane은 모두 양적으로나 질적으로 SSEP에 isoflurane과 유사한 영향을 미친다. N2O와 isoflurane을 병용하는 경우에 SSEP를 적절히 감시하기 위해서는 0.5~1 MAC 정도의 isoflurane을 사용하는 것이 적합하다. Halothane과 enflurane도 N20와 병용시 0.5~1 MAC 정도를 사용하면 SSEP를 적절히 감시할 수 있다.

비록 흡입마취제가 감각 유발전위 파형에 상당한 변화를 일으키지만 흡입마취제를 사용하면서 수술 중에 적절한 감시를 하는 것은 가능하다. 이때에 감시되는 반응을 없앨만한 용량의 약제는 사용해서는 안 된다. 또한 수술 중 감시의 중요한 순간 즉, 수술 수기가 신경 조직에 손상을 줄 수 있거나 감각 유발전위에 변화를 가져올 수 있는 시기에는 마취제의 농도가 변해서는 안 된다. 흡입마취제에 의한 감각 유발전위 변화는 용량의존성이므로 수술수기의 중요한 순간에 마취심도를 증가시키면 감각유발전위의 변화가 마취제 때문인지 수술수기 때문인지 혼란을 야기할 수 있기 때문이다.

N2O는 흡입마취제와 함께 사용했을 때 감시되는 감각 신경계통에 따라 감각 유발전위에 다른 영향을 나타낸다. N2O는 단독으로 사용되었거나 혹은 opioid나 흡입마취제에 추가되어 사용되었을 경우 SSEP에서 잠복기의 변화 없이 진폭을 감소시킨다. 특히 수술 전 비정상적인 SSEP를 보인 환자에서 fentanyl를 기본 마취제로 사용하고 50% N2O를 부가로 사용했을 때 1% isoflurane이나 enflurane 사용 시보다 진폭에 큰 감소를 보인다.

디오펜탈(thiopental)은 용량을 증가시킨 경우 정중 신경(median nerve) SSEP에서 용량에 비례하여 점진적인 잠복기 증가와 진폭 감소를 나타내며 말기파형에 대한 변화가 초기파형의 변화들 보다 더 많았다. 이와 같은 소견은 thiopental이 축삭 전도(axonal conduction)보다 시냅스 전달에 더 영향을 미친다는 이론과 일치한다. 감각 유발전위의 초기 파형은 축삭전달을 나타내며 말기 파형은 다중 시냅스 경로에 의존한다.

프로포폴(propofol)은 유도 용량인 2mg/kg으로 정주하였을 때 피질 SSEP의 진폭의 감소를 유발하며 이는 약제의 투입을 중단하든 즉시 빠르게 회복된다. Propofol만을 사용한 경우에 SSEP의 진폭이 15% 정도 증가되었다는 보고도 있다.

에토미데이트(etomidate)는 일시 주입이나 정맥으로 점적투여 후 SSEP에 있어서 모든 파형의 잠복기를 증가시키고 중추전도 시간을 연장시키며 피질파형의 진폭을 증가시킨다. SSEP의 기록을 증강시키기 위하여 etomidate는 점적주입으로 사용되어져 왔다.

벤조다이아제핀(benzodiazepine)도 감각 유발전위 변화를 나타낼 수 있다. Diazepam은 SSEP의 잠복기를 증가시키고 진폭을 감소시킨다. Midazolam은 SSEP의 잠복기 변화 없이 진폭을 감소시킨다.

오피오이드(opioid)는 일반적으로 SSEP의 잠복기를 증가시키고 진폭을 감소시킨다. Fentanyl은 모든 유발 전위파형에서 용량에 비례하여 잠복기를 증가시키는데 말기 파형이 초기 파형보다 더 영향을 받는다. 또한 fentanyl은 진폭을 감소시킨다. 진폭의 변화는 잠복기 증가보다 훨씬 다양하다. 심지어 고농도의 fentanyl을 사용한 경우에도 SSEP를 기록할 수 있다. Morphine도 fentanyl과 유사하게 SSEP에서 용량 의존적 변화 양상을 나타낸다. Meperidine도 SSEP에서 잠복기의 증가를 야기시키나 진폭도 증가시킨다. 비교적 고농도에서도 opioid는 수술 중 SEEP 감시가 필요한 경우에 영향을 덜 미치므로 사용할 수 있다. 그러나, opioid를 고용량으로 일시 투여하는 것은 수술이 신경학적 기능을 손상시킬 수 있는 시점에서는 발생하는 감각 유발전위의 해석에 혼란을 줄 수 있기 때문에 피해야 한다.

2) 생리학적 인자

전신 동맥압, 체온, 혈액가스분압 등의 많은 생리학적 요인들이 감각유발전위 기록에 영향을 미친다.

혈액 손실이나 혈관 확장제의 사용으로 인해 평균 동맥압이 뇌혈관자동조절의 범위보다 낮아진 경우 감각 유발전위의 점진적인 변화가 보고 되었는데 SSEP의 변화는 잠복기의 변화 없이 파형이 소실될 때까지 진폭은 점진적으로 감소된다. 혈압이 자동조절의 최저한계 이하까지 급격히 떨어지면 SSEP의 진폭이 감소하는 일시적인 변화가 있으나 저혈압이 지속되더라도 수분 후 정상으로 회복된다. 혈압이 정상범위에 있을 때 SSEP의 가역적 변화가 척추신연(spinal distraction)후 Harrington rod 설치술을 시행한 환자에서 관찰되었다. 이와 같은 변화들은 전신 동맥압을 환자의 정상혈압보다 약간 유지하였을 때 없어지며 일반적으로 안전하다고 생각되어지는 저혈압의 범위에서 수술을 할 때에도 척수허혈이 유발될 수 있음을 시사한다.

체온 변화도 감각 유발전위에 영향을 미친다. 저체온은 유발전위에서 잠복기를 증가시키고 진폭을 감소시킨다. 고체온도 감각 유발전위를 변화시키는데 체온이 상승함에 따라 SSEP의 진폭이 감소한다.

동맥혈가스분압의 변화에 따라 감각유발전위도 변화한다는 보고가 있으며 아마 신경 조직으로의 혈류량, 산소 운반량 변화와 연관이 있는 것 같다. 저산소증시 SSEP의 진폭 감소가 보고 되었다. 동량 혈액 희석 시 SSEP의 점진적인 잠복기 감소가 있으며 적혈구 용적율이 7%에 도달할 때까지는 다양하나 그 미만에서는 모든 파형의 진폭이 감소한다.

나. 운동 유발전위

척추나 혈관계의 수술동안 SSEP 감시 중 감각 기능의 손실이나 변화 없이 운동 기능의 소실이 나타날 수 있어 척수내의 운동신경로의 완전성을 감시하는 것은 큰 이점이 있다고 할 수 있다. 운동 유발전위(motor evoked potentials, MEP) 감시 장치는 운동신경로의 기능을 평가하고 SSEP 감시 장치의 제한점을 보완할 수 있다.

근육기능을 감시하기 위해서는 근이완제의 사용은 피해야 한다. 그러나 이 약제들은 말초신경 또는 척수에서의 신경 전달만 감시한다면 사용해도 된다. 마취제는 경두개 전기 또는 자기 자극에 의하여 발생하는 MEP의 특히 근육에서의 기록에 심한 영향을 미친다. 척추 수술 시에 사용하는 대부분의 마취 방법은 MEP의 상당한 억제를 나타낼 수 있다. 일반적으로 정맥마취제의 사용이 유의하게 억제를 덜 시켰다는 보고들이 있는데 ketamine, opioids, etomidate, propofol 등이 사용되었다. 척수 부위에서 기록된 MEP 반응에 대한 마취제의 영향은 심하지 않지만 반응들이 근육에서 기록되어질 때에는 근이완제를 사용하지 않거나 정량적으로 T1을 대조치의 30% 이상 유지하면서 감시해야 한다. 그러나 근이완제는 수술을 용이하게 하고 근육의 움직임을 감소시키기 때문에 사용되고 있다. 경두개 전기 또는 자기 자극에 의해 발생되는 반응들은 일반적으로 사용되는 마취제의 영향에 대하여 저항을 나타낸다는 보고들이 있기도 하여 흡입마취제와 opioid를 사용하는 마취방법도 사용될 수 있다. 그러나 중요한 감시 기간 동안에는 마취제 투여의 세심한 조절과 함께 고용량의 일시 투여를 피하는 것은 SSEP에서 보다도 더 중요한 것 같다. 척추 수술에서 척수 및 신경근의 손상은 술 후 운동 신경이나 감각 신경의 장애를 유발하는 주요한 합병증으로 여러 술자들은 술중 조작으로 발생하는 가역적인 신경손상이 술후 비가역적인 신경장애로 발전하는 것을 막기 위하여 많은 노력을 기울여 왔다. 따라서 급성 척수손상의 예측이나 신경손상 정도 및 예후를 측정하기 위하여 여러 가지 전기진단 방법이 사용되었으며, 이중 체성감각 유발전위 검사가 가장 많이 사용되었다. 그러나 실제의 예후와 체성감각 유발전위 검사의 결과가 부합되지 않으며, 운동 유발전위가 체성감각 유발전위 검사보다 신경손상 정도 및 예후를 추정하는데 더 유용하다[3, 7, 12]. 본 연구에서는 술중 신경손상을 예측하기 위하여 척추외과의가 간단히 장착하고 결과를 판독할 수 있는 경두개 전기자극 운동유발전위 검사 및 지속적인 근전도 감시 장치를 사용하였다. 본 연구에서 사용된 운동 유발전위 검사의 경피적 전기 자극을 위하여 두피에 2개의 전극을 삽입하였으며, 기록 전극은 수술 부위를 고려하여 상하지 좌 · 우측에 각각의 운동신경 단위에 삽입하였다(표 6-2).

CHAPTER 6

표 6-2. Electrode Reference according to Each Level

Level	Electrode Reference
C8–T1	Abductor Digiti Minimi
T2–T5	TBD*
T6–T12	Rectus Abdominus
L2–L4	Vastus Lateralis
L5	Extensor Hallucis Longus
S1–S2	Abductor Hallucis

*TBD, To be determined, electrode reference at intercostals muscles

근전도 감시 장치는 자가역치(auto-threshold)가 10~20초 동안 측정된 역치의 평균값을 계산하여 설정되며, 추후의 10~20초 동안 평균값에 따라 증가 · 감소되거나 원래의 값으로 돌아간다.

운동 유발전위 검사는 경추에서 요추에 이르기까지 수술 부위에 따라 원하는 사지를 개별적으로 감시할 수 있고, 체성감각유발전위 검사보다 더 큰 진폭을 가지고 또한 실시간 정보를 제공하는 장점이 있다. 하지만 운동유발전위 검사나 체성감각유발전위 검사를 시행하는데 술중 신경손상을 의미하는 이상신호의 기준(criteria)이 있어야 하며, 체성감각유발전위 검사의 경우 신경손상을 의미하는 이상신호의 기준이 어느 정도 정립되어 있으나 운동유발전위 검사의 경우 이견이 많다.

운동유발전위 검사에서 신경손상을 의미하는 이상신호에 대한 기준으로 Calancie 등은 역치기준(threshold criterion)을 제시하였는데 이는 최소 1시간 이상 양호한 운동유발전위 반응을 얻기 위하여 필요한 자극전압이 100V

이상 증가된 경우라 하였고, Langeloo 등은 진폭기준(amplitude criterion)을 제시하였는데 이는 근육반응 진폭이 정상 기준치보다 80% 이상 감소한 경우라 하였으며, Quinones-Hinojosa 등[23)]은 파형기준(waveform criterion)을 제시하였는데 이는 자극전압 역치가 증가되면서 근육반응 파형의 형태(morphology)나 기간(duration)이 변화된 경우라 하였다. 술자들의 선호에 따라 상기 방법이 각각 사용되고 있으나 일반적으로 운동 유발전위 검사에서 운동 유발전위를 유도하기 위하여 필요한 자극의 강도가 50% 이상 증가된 경우를 신경손상이 있다고 한다[20)]. 저자들의 경우 양호한 운동 유발전위를 유도하기 위하여 필요한 자극의 강도가 50% 이상 증가된 것을 유해한 신경손상으로 평가하였는데, 본 연구에서는 술후 유효한 운동유발전위를 얻기 위하여 증가된 자극의 강도는 평균 26.6% (범위 10~30%)였다(그림 6-3).

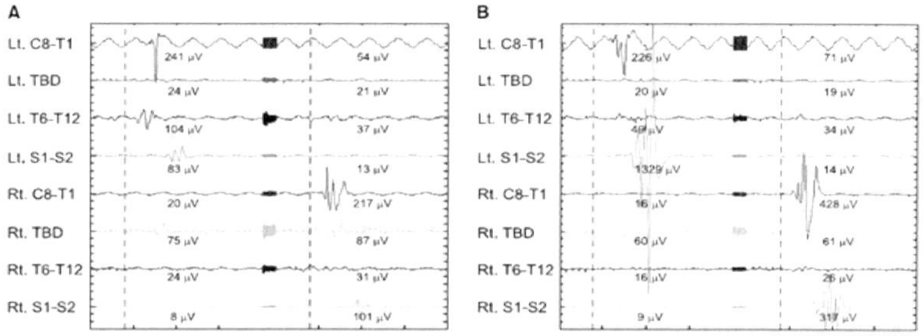

그림 6-3 (A) Normal muscular response by motor evoked potential (MEP) stimulus at 70 mA before pedicle screw placement. (B) Similar muscular response by MEP stimulus at 90 mA after pedicle screw placement.

이를 기준으로 술중 및 술후 신경손상은 없었다. 또한 지속적 근전도 감시를 통하여 술중 조작시 자가역치를 고려한 유해한 신경손상 역치를 설정하여 평가한 결과 1예(4.2%)에서 실제적인 신경손상(true positive)을 발견하였다.

Langeloo 등[9)]의 연구에서 진폭기준을 근거로 신경손상 예측시 위음성 없

CHAPTER 6

이 7.1%의 위양성을 보고하였고, Pelosi 등[21]의 연구에서도 운동유발전위 검사는 체성감각유발전위 검사보다 더욱 예민하게 신경손상을 예측한다고 보고하였다. 비록 술중 신경 감시를 위하여 체성감각 유발전위 검사와 운동유발전위 검사를 동시에 시행하면 가장 이상적이라 할 수 있으나, 모든 경우에서 이 둘의 검사가 가능하지 않으며 본 연구에서 사용된 운동 유발전위 검사는 비교적 쉽고 간편하게 적용할 수 있는 방법이라 사료된다. 위양성이 증가하면 술자가 술중 조작을 변화해야하는 불편감이 증가하고, 운동 유발전위 검사에서 위양성을 줄이려고 노력하면 위음성이 증가하여 술후 비가역적인 신경손상이 증가할 것이다. 저자의 경우 연구 대상이 적어 실제적인 위양성을 평가하기는 어려웠으나 근전도 감시에서 유해한 신경손상 역치 이하의 비정상적인 신호를 위양성이라 가정할 경우 위양성율은 12.5%(3/24예)였다. 하지만, 이는 위양성으로 인하여 술기상 조작에 변화가 있더라도 수술의 목표에 도달하는데 큰 장애가 없었고, 운동 유발전위 검사가 위음성인 경우 술후 결과가 치명적인 합병증을 유발할 수 있으므로 검사의 신뢰도가 없다고 할 수 없을 것으로 사료된다.

전신마취 시 사용된 마취약제 용량, 마취시간 등은 운동유발전위 검사에 영향을 주며, 마취약제가 증량되면 운동유발전위가 약화되거나 개인 편차가 크게 나타나는데 이 경우 운동 유발전위 검사는 신경손상을 감시하는데 유용하지 않게 된다. 이러한 점에 비추어 본 연구 초기 3예에서는 신경감시가 제대로 이루어지지 않아 마취과와 토의 후 마취 방법과 용량 등을 변경하여 시행하였다. 운동 유발전위 검사에서 마취약제의 용량과 별도로 전신마취제에 노출된 기간이 길어지면 점차 진폭이 약화되는데, 운동 유발전위 반응을 유도하기 위해서는 술전에 비하여 수술의 최종시기에 필요한 자극의 최소역치가 50 μV 이상이라고 한다. 본 연구에서도 각각의 질환마다 술후 유효한 운동유발전위를 얻기위하여 자극의 강도가 증가하였는데 이는 마취시간 증가, 약제 축적 효과, 수술장 환경 등의 원인을 고려할 수 있다. 그러나 저자들이 사용한 마취방법은 전기진단 검사에 가장 영향이 적은 정맥 마취를 시행하였고, 마취약제는 propofol/remifentanil을 사용하여 술중 용량을 일정하게 유지하여 마취방법에 의한 영향을 최소화하였다. 특히 연소기 척추 측만증이나 퇴행성 척추 변형의 수술에서 수술 시간은 평균 3시간 이상이었지만, 술후 양호한 운동 유발전위를 유도하기 위하여 필요한 자극의 최소역치는 술전과 비교하여 통계적으로 유의하게 증가하지는 않았다.

연소기 척추 측만증처럼 연령이 적은 군에서 마취유도시 근이완제의 투여로 최초 운동 유발전위 자극강도가 200mA로 높은 경우가 있었으나 이는 추체 후궁에 수술적 도달(surgical approach)이 종료되는 시점에서 근이완제 효과가 소실되어 추후 검사에 영향을 주지 않았다. 따라서 근이완제는 기관 삽관을 위하여 초기에 투여하고 이후 술중에는 제한하는 것이 운동유발전위 검사를 실시하는 과정에서 아주 중요한 점임을 강조한다. 이외에 체온도 운동 유발전위 검사에 영향을 주며 저체온의 경우 위음성이 증가할 수 있다. 따라서 운동 유발전위 검사나 체성감각 유발전위 검사에서 적절한 체온을 유지하는 것이 중요하고, 적절한 체온은 기저체온에서 2~2.5℃ 내외라고 한다. 본 연구에서 술중 환자의 체온에 대한 감시는 이루어 지지 않았으나, 적절한 외부 환경을 유지하였고 운동 유발전위 유도를 위한 자극의 최소역치가 증가하지 않아 결과를 해석하는 변수로 고려하지 않았다.

CHAPTER 6

3. Wake-up test

수술 중 SSEP의 제한을 보완하는 방법으로 운동 기능을 평가하기 위하여 사용할 수 있다. 마취제 투여는 적절히 조절하면서 opioid 주입을 감소시키고 신경근 기능을 정상화되도록 한다. 기억소실을 위한 진정제 투여는 소량으로 지속한다. 이 검사의 성공은 수술 전 충분한 설명과 환자의 이해라고 할 수 있다. 환자는 머리와 기관내튜브가 안전하게 계속 위치하도록 하면서 명령에 따라 움직이도록 한다. 검사가 만족스럽게 이루어진 후에는 적은 양의 정맥마취제, opioid 주입, 흡입마취제 투여를 증가시키면서 근이완제를 투여한다.

Wake-up test는 환자의 수술 중의 회상, 통증, 공기 색전증 또는 동정맥로의 제거 등의 위험이 있으며 환자의 협조가 필요하므로 소아환자나 의식 저하가 있는 환자에서는 실시하기 어려운 단점이 있다.

4. 요 약

적절한 척수 감시에는 적절한 마취가 동반되어야 한다. 가능하면 생리학적 변화를 피하면서 약제의 고용량 일회성 주입보다는 지속 주입을 선택하고 평형(steady-state)상태를 유지하도록 하여 유발전위 기록을 최대화시킬 수 있는 마취 방법을 선택한다. 일반적으로 opioid를 주로 사용하는 정맥마취방법이 흡입마취보다는 유발전위 변화에 영향이 적은 것으로 알려져 있다.

수술 중 유발전위를 감시할 때 진폭이 감소하거나 잠복기가 증가하는 경우 또는 유발전위 파형이 완전히 소실되는 변화가 생기면 감각계로가 수술적인 손상을 받고 있거나 허혈이 발생하였다고 판단할 수 있어 이때는 심한 견인 압력을 해소하거나 중추신경이나 말초신경의 손상을 피하도록 하며 척추측만증의 교정 정도를 조절하여 척수에 혈액공급이 유지되도록 하고 신경조직에 관류를 증진시키기 위하여 혈압을 높이거나 빈혈의 교정, 혈액 용적의 증가, 동맥혈가스 소견의 정상화 등이 이루어지도록 하여야 한다.

| 참고문헌 |

1) Miller RD: Miller's anesthesia. 6th ed. Philadelphia, Elsevier. 2005, pp 1511–1550.
2) Lo YL, Dan YF, Tan YE, Nurjannah S, Tan SB, Tan CT, et al.: Intraoperative motor-evoked potential monitoring in scoliosis surgery: comparison of desflurane/nitrous oxide with propofol total intravenous anesthetic regimens. J Neurosurg Anesthesiol 2006; 18:211–4.
3) Reinacher PC, Priebe HJ, Blumrich W, Zentner J, Scheufler KM: The effects of stimulation pattern and sevoflurane concentration on intraoperative motor-evoked potentials. Anesth Analg 2006; 102:888–95.
4) Kawaguchi M, Sakamoto T, Inoue S, Kakimoto M, Furuya H, Morimoto T, et al: Low dose propofol as a supplement to ketamine-based anesthesia during intraoperative monitoring of motor-evoked potentials. Spine. 2000; 25:974–9.
5) Lee SS, Kang JK, Kim K, Lee Y, Yon JH, Hong KH: A comparison study of propofol-fentanyl and propofol-ketamine anesthesia for spine surgery under somato-sensory evoked potential monitoring. Korean J Anesthesiol 2000; 39:476–84.

CHAPTER 6

5. Figure legend

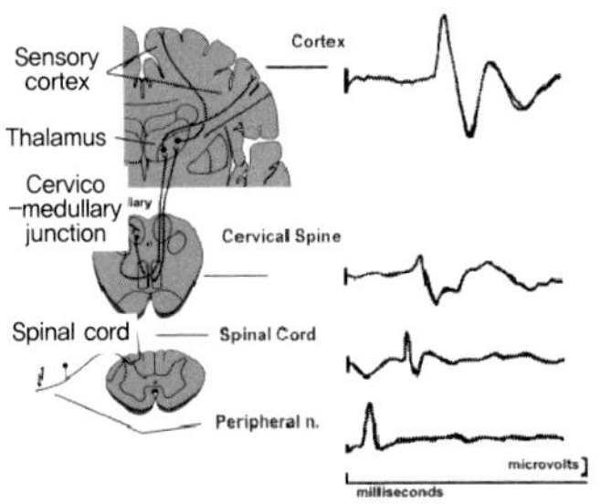

그림 6-4. 체성감각 유발전위검사 (somatosensoryevokedpotential)
후경골 신경을 자극하여 유발전위의 정보를 얻을 수 있는 곳은 슬와부(popliteal fossa), 척수의 후주(posterior column)를 타고 근위부로 전달되는 경로 중의 경막 외부(epidural)와 감각 대뇌 외부이다.

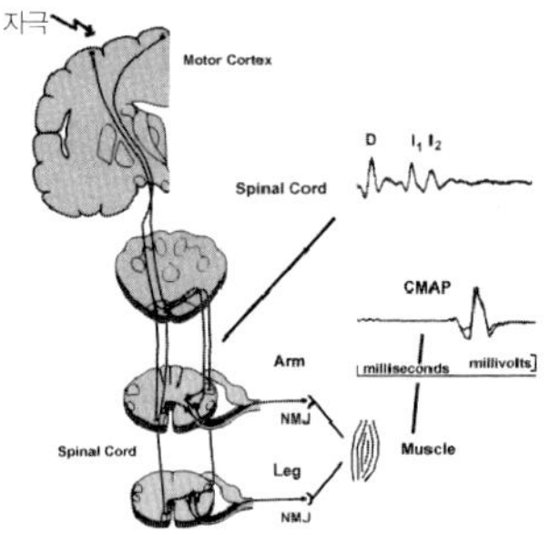

그림 6-5.
운동 유발전위 검사는 운동대뇌 피질을 자극하여 얻어진다. (화살표) 유발전위는 척수의 전장의 경막외 부위에서 D-파에 이은 I-파의 형태로 얻을 수 있다. 최종 유발전위는 여러 형태의 근육 유발전위로 얻어진다.

| 참고문헌 |

1) Bridwell KH, Lenke LG, Baldus C, Blanke K: Major intraoperative neurologic deficits in pediatric and adult spinal deformity patients. Incidence and etiology at one institution. Spine, 23(3): 324-331, 1998.
2) Calancie B, Harris W, Broton JG, Alexeeva N, Green BA: "Threshold-level" multipulse transcranial electrical stimulation of motor cortex for intraoperative monitoring of spinal motor tracts: description of method and comparison to somatosensory evoked potential monitoring. J Neurosurg, 88(3): 457-470, 1998.

3) Cioni B, Meglio M, Rossi GF: Intraoperative motor evoked potentials monitoring in spinal neurosurgery. Arch Ital Biol, 137(2–3): 115–126, 1999.
4) Constantini S, Miller DC, Allen JC, Rorke LB, Freed D, Epstein FJ: Radical excision of intramedullary spinal cord tumors: surgical morbidity and long-term follow-up evaluation in 164 children and young adults. J Neurosurg, 93(2 Suppl): 183–193, 2000.
5) Cristante L, Herrmann HD: Surgical management of intramedullary spinal cord tumors: functional outcome and sources of morbidity. Neurosurgery, 35(1): 69–76, 1994.
6) Dawson GD: Cerebral responses to nerve stimulation in man. Br Med Bull, 6(4): 326–329, 1950.
7) Jones SJ, Harrison R, Koh KF, Mendoza N, Crockard HA: Motor evoked potential monitoring during spinal surgery: responses of distal limb muscles to transcranial cortical stimulation with pulse trains. Electroencephalogr Clin Neurophysiol, 100(5): 375–383, 1996.
8) Kalkman CJ, ten Brink SA, Been HD, Bovill JG: Variability of somatosensory cortical evoked potentials during spinal surgery. Effects of anesthetic technique and high-pass digital filtering. Spine, 16(8): 924–929, 1991.
9) Langeloo DD, Lelivelt A, Louis Journee H, Slappendel R, de Kleuver M: Transcranial electrical motor-evoked potential monitoring during surgery for spinal deformity: a study of 145 patients. Spine, 28(10): 1043–1050, 2003.
10) Lenke LG, Betz RR, Harms J, et al.: Adolescent idiopathic scoliosis: a new classification to determine extent of spinal arthrodesis. J Bone Joint Surg Am, 83-A(8): 1169–1181, 2001.
11) Lesser RP, Raudzens P, Luders H, et al.: Postoperative neurological deficits may occur despite unchanged intraoperative somatosensory evoked potentials. Ann Neurol, 19(1): 22–25, 1986.
12) Levy WJ, McCaffrey M, Hagichi S: Motor evoked potential as a predictor of recovery in chronic spinal cord injury. Neurosurgery, 20(1): 138–142, 1987.
13) Lubicky JP, Spadaro JA, Yuan HA, Fredrickson BE, Henderson N: Variability of somatosensory cortical evoked potential monitoring during

spinal surgery. Spine, 14(8): 790–798, 1989.

14) Lyon R, Feiner J, Lieberman JA: Progressive suppression of motor evoked potentials during general anesthesia: the phenomenon of "anesthetic fade". J Neurosurg Anesthesiol, 17(1): 13–19, 2005.

15) Marsh B, White M, Morton N, Kenny GN: Pharmacokinetic model driven infusion of propofol in children. Br J Anaesth, 67(1): 41–48, 1991.

16) Minto CF, Schnider TW, Egan TD, et al.: Influence of age and gender on the pharmacokinetics and pharmacodynamics of remifentanil. I. Model development. Anesthesiology, 86(1): 10–23, 1997.

17) Nuwer MR: Spinal cord monitoring with somatosensory techniques. J Clin Neurophysiol, 15(3): 183–193, 1998.

18) Nuwer MR, Dawson EG, Carlson LG, Kanim LE, Sherman JE: Somatosensory evoked potential spinal cord monitoring reduces neurologic deficits after scoliosis surgery: results of a large multicenter survey. Electroencephalogr Clin Neurophysiol, 96(1): 6–11, 1995.

19) Oro J, Haghighi SS: Effects of altering core body temperature on somatosensory and motor evoked potentials in rats. Spine, 17(5): 498–503, 1992.

20) Pajewski TN, Arlet V, Phillips LH: Current approach on spinal cord monitoring: the point of view of the neurologist, the anesthesiologist and the spine surgeon. Eur Spine J, 2007. (Epub ahead of print)

21) Pelosi L, Lamb J, Grevitt M, Mehdian SM, Webb JK, Blumhardt LD: Combined monitoring of motor and somatosensory evoked potentials in orthopaedic spinal surgery. Clin Neurophysiol, 113(7): 1082–1091, 2002.

22) Perlik SJ, VanEgeren R, Fisher MA: Somatosensory evoked potential surgical monitoring. Observations during combined isoflurane–nitrous oxide anesthesia. Spine, 17(3): 273–276, 1992.

23) Quinones-Hinojosa A, Lyon R, Zada G, et al.: Changes in transcranial motor evoked potentials during intramedullary spinal cord tumor resection correlate with postoperative motor function. Neurosurgery, 56(5): 982–993, 2005.

24) Sakamoto T, Kawaguchi M, Kakimoto M, Inoue S, Takahashi M, Furuya H: The effect of hypothermia on myogenic motor-evoked potentials to

electrical stimulation with a single pulse and a train of pulses under propofol/ketamine/fentanyl anesthesia in rabbits. Anesth Analg, 96(6): 1692–1697, 2003.

25) York DH, Watts C, Raffensberger M, Spagnolia T, Joyce C: Utilization of somatosensory evoked cortical potentials in spinal cord injury. Prognostic limitations. Spine, 8(8): 832–839, 1983.

26) Yuan HA, Garfin SR, Dickman CA, Mardjetko SM: A Historical Cohort Study of Pedicle Screw Fixation in Thoracic, Lumbar, and Sacral Spinal Fusions. Spine, 19(20 Suppl): 2279S–2296S, 1994.

27) Zornow MH, Grafe MR, Tybor C, Swenson MR: Preservation of evoked potentials in a case of anterior spinal artery syndrome. Electroencephalogr Clin Neurophysiol, 77(2): 137–139, 1990.

Chapter 07

척수 신경 재생
기초 과학과 임상적 가능성

CHAPTER 7

1. CNS 재생의 역사와 소개

포유동물의 중추신경계에서 손상받은 axon은 자발적으로 자라지 못하는 것으로 알려져 있다. 이 사실은 척수 손상과 같은 중추신경계 질환의 지속적으로 황폐화된 진행과 관련이 있다. 비록 고대로부터 CNS는 손상을 받은 이후에 회복이 되지 않는 것으로 알려져 있지만, CNS 재생에 대한 연구는 최근 100년간 꾸준히 계속되고 있다. 20세기 초에 CNS 신경세포는 재생이 불가하다는 것을 알았지만 이것은 틀렸다. 가장 능력있는 초기 연구가인 Cajal은 central axon이 손상을 받은 후에 성장을 완전히 멈추려 하기보다는 병세를 저지하는 조그만 성장을 한다는 것을 밝혀냈다. 약한 axon 염색에 의한 Strobe의 사용은 새로운 axonal branch의 존재를 볼 수 있게끔 하였다. 그러나 Cajal에 의해서야 CNS의 재생적인 증식이 있다는 것을 그의 훌륭한 역사적인 연구에 의해 알게 되었다. Cajal은 척수, 대뇌피질, 시각신경 등에서 손상을 받은 부위의, 병세를 저지하는 조그만 성장을 증명했다(axon에서는 대량으로 hypertrophy가 일어나기도 하고, branch가 생기기도, 불규칙하게 자라기도, club이나 ring형태로 성장하기도 한다는 것을 알아냈다). 성장은 느리게 관찰되었고 손상받은 한 달 뒤에 멈추었다. 그와 그의 학생 Tello는 central cortical axon의 말초 신경 이식전의 퇴행을 통하여 중추 axon이 적절한 환경만 주어진다면 abortive growth(병세를 저지하는 성장)를 일으킬 수 있다는 것을 추가로 밝혀냈다. 이 실험의 기초는 Cajal의 말초신경 재생 관찰에 있다. 그는 말초 신경 재생이 Schwann cell에서 neurotrophic factor(성장을 촉진하는)와 orientating factor(neurotropic factor)가 같이 분비되어 성공된다고 가설을 세우고, 이 factor가 없을 때 CNS 재생이 실패한다는 이론을 세웠다.

그 다음의 주요한 연구는 Sugar와 Gerard의 연구인데 그들은 미성숙 rat의 척수를 완전히 손상시키고 외과적인 기술을 사용하여 sciatic nerve를 잘린 끝부분에 연결시켰다. 그들은 해부학적으로, 생리학적으로 행동학적으로 재생이 40%에서 제한된다는 것을 증명했다. 이 발견은 말초신경 이식을 받은 동물들에서 이루어졌다. 그들의 결과는 몇몇 연구가들에게 의해, 일반적으로 받아들여지지 않는데 aborted sprouting 반응과 말초신경 이식의 약간의 성장은 인정하면서도 그 병변 주위의 axon의 재생에 대해서 확실한 증거는 찾지 못하기 때문이다. Sugar와 Gerard의 모순된 자료에 대한 주요한 논쟁은 그 spinal rat의 병변이 완전치 못했다는 것과 그들이 척수 재생에 대한 결과를 잘못 해석했다는 것 등이 있다. 병변의 완벽성에 대한 유효성은 Windle 등에 의해 뒷받침되는데 만약 5%나 그 이하의 ventral funiculus axon이 손상받지 않은 채로 고양이에게서 남겨졌을 때 운동 기능의 물리적인 재생이 생긴다는 것이다.

이런 관련된 연구들에 의하면, 대부분의 연구가들은 당시 CNS 재생 실패에 대한 주요한 이유를 손상부위의 dense glial scar 때문이라고 보고 있다(일부 반대자들은 CNS 신경세포가 내재적으로 재생할 수 있는 능력을 가지고 있지 않다고 보기도 한다.). 따라서 이 scar를 줄이려는 노력들이 진행되고 있다. 비록 초기 시도들, 다양한 물질들로 척수를 싸는 방법은 실패했지만 Windle 등(체온조절에 대한 연구를 하던 중에)은 동물에서 Scar 형성을 줄이는 intravenous 치료(bacterial polysaccharide, pyromen을 이용한)에 성공했다. transection 부위의 주목할 만한 axon재생이 일어났고, Scott과 Clemente는 transection 30mm 아래쪽까지의 axon 재생의 전기생리학적인 증거를 확보했다. Windle 등은 또한 pyromen으로 치료받은 동물의 병변 주위에 macrophage가 다량으로 존재한다는 것과 재생 섬유는 이 세포들의 섬유를 따라 정렬된다는 것을 밝혀냈다. 따라서 그는 pyromen의 작용 기전은 macrophage의 작용에 "새롭게 sprouting 되는 transection site의 중추 신경세포의 지침"으로 관여한다고 결론내렸다.

이식이나 다른 기술을 사용하지 않은 이 연구는, 각각의 손상받은 axon의 완전한 재생이 포유동물의 CNS에서 자발적으로 일어나지는 않고 성장은 상처주위의 abortive sprouting으로 국한된다는 것을 알아냈다. 그러나 후속적인 연구는 포유동물의 CNS가 특별한 상황에서 axonal growth를 보상적으로 일으킬 수 있다는 것을 증명했다. Liu와 Chamber와 계속적인 다른 연구는 신경의 지배를 받는 영역에서 상대적으로 적은 수의 생존한 CNS axon이 주위의 axonal branch에 "collateral sprouts"와 영향 받은 부위의 재신경지배를 일으킨다는 것을 보여주었다. 이 관찰은 새로운 신경해부학적인 기술의 개발과 함께 손상받은 CNS의 재생 능력에 대한 새로운 관심사로 떠오르고 있다.

2. 조직이식

신경세포에 그들의 과정을 재생시키기보다 새로운 신경세포나 신경전달물질 분비세포를 직접 이식하는 것이 시도되고 있다. 이식된 세포는 정상적인 입력을 받지 못하고 따라서 신경전달물질은 예측하지 못할 정도로 분비되곤 한다. 이 접근은 dopamine이 치료효과를 보고 있는 것에 더하여 Parkinson

씨 병의 실험적 연구에 성공적으로 적용되고 있다. 신경세포는 오직 이식될 때 미성숙한 상태로 있을 때만 생존하고 자랄 수 있으며 따라서 Parkinson씨 병의 치료에서 태아의 dopaminergic neuron을 striatum으로 이식하는 것이 필요하다. 이 접근을 이용하여 많은 연구가 fetal dopaminergic neuron의 생존에 주력하고 있으며, 신경염에서 host의 striatum에 적용되어 synaptic connection을 형성하여 dopamine level을 정상 수준으로 회복시키며, 설치류와 '인간이 아닌 영장류'의 실험적인 Parkinsonism의 행동적인 양상도 향상되었다. 이식된 신경세포의 생존과 합성은 striatum이 미리 신경의 지배를 받았을 때 주목할 정도로 향상된다고 하는데 그 이유는 neurotrophic factors(NTFs)의 상승에 의한 것이다. 행동적인 개선은 이식에 의한 dopamine의 방출과 관련이 있으며 또한 host neuron 또는 non-synaptic site에서의 synapse형성과 관련이 있다(비록 host의 상처 주위의 dopaminergic sprouting의 다른 기전들이 관여하기는 하지만). Fetal dopaminergic 조직은 Parkinson씨 병에서 많은 환자들의 striatum에 이미 이식되어지고 있다. 이 접근의 실험적인 의의는 최근 case 연구와 몇몇 연구에 의해 진행되고 있다. 일반적으로 그들은 어느정도의 임상적인 효용이 6~24개월이 지난 후에 일어난다고 보고 있으며, dopamine turnover의 정상화는 [18F] fluorodopa uptake에 의해 측정된다. 그러나 최근에 fetal transplantation의 이중 맹검 검사가 sham surgery arm 등에서 시행되고 있으며 cranium으로 구멍을 내어 시행했지만 이식된 조직은 없었다. 이것은 이전의 보고들에 의해 예견될 수 있는 것들이라고 말할 수 있다. 최근의 현저한 bradykinesia와 rigidity의 감소가 60세 이하의 환자에서 발생되고 있지만 그 이상의 환자에서는 통계적으로 볼 때 실패하고 있다고 본다. 게다가 환자의 15%는 심한 dystonia와 dyskinesia가 지속되며 이것은 levodopa therapy가 중지되었을 때도 계속되었다. 이런 실망적인 임상 결과들은 [18F]Flurodopa PET scan을 이용하여 향상되고 있으며 이식된 dopaminergic neuron의 putamen 전달 물질 지배는 두 명의 환자에서 post-mortem이 되었다. 놀랍지 않게도 이런 시도들은 아직 controversy하며 (이식 전에 1달된 fetal 세포의 배양을 하여 면역 억제를 하지 않고 외과적 절차를 달리한) 다른 이식연구들에 의해 비평되고 있다. 이런 비평들이 정착될 수 있을지는 아직 확실히 알 수는 없다. 비록 이런 시도들이 fetal tissue를 striatum으로 이식시키는 열정에 의해 시도되고 있지만 연구는 계속되고 있다. 실제적으로 최근의 보고들은 몇몇 Parkinson씨 병에서 intrastriatal과 intranigral fetal dopaminergic의 동시적인 이식이 효과를 보고 있다.

주로 윤리적인 이유와 면역학적인 이유로 catecholamine 생성 세포의 대안적인 source가 Parkinson씨 병의 신경세포 이식에서 많이 개척되었다. 부신 수질의 이식은 초기에 많은 관심을 끌었는데 mild moderate한 행동적인 양상의 효과를 보고 있다(설치류와 영장류에서 비록 이식된 세포의 생존은 poor한 것으로 나타났지만).

이것에도 불구하고 Madrazo 등에서는 두 명의 젊은 Parkinson씨 병 환자에게 이식된 부실 수질 세포에서 결과를 돕지 못할 자료(not encourage)들이 있었다. 이 연구자들은 몇몇 국가에서 극적인 초기의 결과와 열정적인 실험 결과들을 기술하였다. 그러나 계속적인 연구에서 오직 50% 이하의 mild한 이익과 의미있을 정도의 morbidity와 mortality를 보여주었다. 게다가 부검 결과 부신 이식의 생존이 거의 없었다는 것을 증명하였다. 따라서 이것은 부신 수질의 실제적인 이식에 있어서 임상적인 효과의 증거가 되었다. 이 성질은 상처 주위의 host dopaminergic sprouting의 존재에서도 일치하게 되는데 초기 동물연구와 이후의 인간 연구에서 그러하였다. sprouting은 계속적으로 증명되고 있으며 부신 조직뿐만 아니라 striatum에서만의 손상에서도 계속되고 있다. 이런 sprouting 반응은 초기 연구자들이 기술하였던 CNS region에서의 abortive sprouting과 일치한다고도 볼 수 있다.

최근에, 줄기 세포는 dopaminergic neurons 이식의 source로 연구되고 있다. 신경세포는 embryonic stem cell에서 기원하는데 선택적인 배양 배지와 종양 기원 factor 등의 자극에 의해 dopaminergic phenotype으로 발현된다. 비록 pluripotent cell이 mesencephalon으로부터 기원하지만, 아직 성인에서 stem cell이 dopaminergic phenotype으로 진행된 경우는 보고되지 않았다. 이런 source들로부터 유래된 dopaminergic neuron은 생체연구에서 사용 가능한 것으로 보고 있으며 hemiparkinsonian rat에서 행동적인 회복을 유도한다고 한다. 배아줄기세포의 hemiparkinsonian rat에서의 deinnervated striatum 노출은 dopaminergic neuron의 형성과 행동 회복에 도움이 된다고 한다. 이 연구는 배아 줄기세포 치료의 가능한 문제점(20%에서 teratoma가 발생)을 보여주었다. 줄기 세포를 이용한 인체 실험은 이미 진행 중이다. 임상 시도 중인 한 환자에 media가 집중되고 있으며 biopsy에 의해 얻은 줄기 세포는 시험관에서 배양되고 다시 이식되었다. 우리가 이미 알고 있는 것은 환자의 상태가 좋다는 것이다.

돼지 신경세포를 이용한 xenotransplantation은 동물과 인간 parkinson씨 병에서 모두 연구되고 있다. 이식의 long term survival and integration은 관찰되고 있으며 mild moderate한 치료 효과가 보고 되고 있다. 그러나, 증가된 거부 반응과 돼지의 retroviral 감염의 위험성은 이런 방식의 문제점으로 남아있으며 이것은 인간 줄기 세포의 열광적인 반응을 만족시키는데 어려움으로 남아있다.

fetal neuronal 조직은 실험적으로 그리고 임상적으로 Huntington's disease에 적용되고 있다. Huntington씨 병에서 striatal GABA neuron의 일시

적인 손실이 있고 globus pallidus와 substantia nigra로의 진행이 이루어진다. 태아 striatal 조직의 striatal graft는 striato-pallidal pathway의 회복에 성공적으로 사용되고 있다. 이식조직으로의 성장과 synaptic connection은 성공적으로 이루어졌으며 globus pallidus와 substantia nigra과 기능적으로 연결되었다. 운동과 인지기능의 장애는 대개 완벽하게 돌아왔으며 임상 실험은 아직 진행중이다. 초기의 이런 결과들은 지켜볼 만하다.

알츠하이머 병에서 가장 극적인 세포의 손실은 basal forebrain에서 일어나며 이 중의 75%는 septum과 nuclues basalis of Meynert의 cholinergic neuron에서 일어난다. 이 곳의 cholinergic neuron은 fornix로 확장되고 hippocampus와 fornix의 lesion으로 지배되어 동물모델에서 spatial memory가 현저하게 감소된 것을 볼 수 있다. fetal septal neuron의 intrahippocampal graft는 hippocampus를 재 지배하게 되며 행동적인 손상을 부분적으로 치료하게 된다. 유사하게, 행동적으로 손상된 나이든 rat의 spatial memory의 결함은 fetal cell을 hippocampus에 주사함으로 부분적으로 회복되었다. 이런 결과들은 영장류와 몇몇 실험에서 cholinergic neuron의 hippocampal graft를 이용하여 치매의 임상적인 치료로 쓰일 것이라고 예견할 수 있다.

조직 이식은 또한 stroke와 epilepsy에서 seizure 억제를 위해 연구되기도 한다. 몇몇 초기 동물 실험에서의 성공과 제한된 임상연구가 진행되고 있으며 아직은 논쟁이 미숙하다.

3. 척수의 재생

비록 axon의 CNS에서의 재생이 불가능하다고 일반적으로 알려져 있지만, 그 중에서도 척수 손상은 가장 큰 문제점을 지니고 있다. 임상의들은 이런 리뷰와 몇몇 그들의 경험이 이 문제에 대한 해결을 가져다 줄 것으로 느낀다. 그러나, 다음의 section에서 보게 되듯이 axonal regeneration과 spinal 및 다른 CNS 손상에서의 기능 회복은 몇몇 이유들로 인해 확실히 믿어져 가고 있다.

가. 재생적인 sprouting과 CNS 염증

중추신경계 손상에 이어 염증이 외상에 의해 발생한다. 중추신경계에서의 염증은 활성화된 미세교세포(microglia)와 대식구(macrophage)에 의해 일어나며 림프구도 중성구(neutrophil)와 함께 초기 24시간에 보이기도 한다. 혈행성으로 유래된 대식구는 혈관뇌장벽(blood brain barrier)을 통해 들어가며 수초(myelin)와 축색 잔여물(axonal debris)을 제거하며 성상세포(astrocyte)의 증식을 촉진한다. 혈관뇌장벽이 파괴되지 않은 곳에서, 예를 들면 진행성 또는 Wallerian 퇴행과 같은 경우, 탐식과정(phagocytosis)이 대식구에 의해 시행되며 이것은 미세교세포와 대식구의 활성화에 의해 일어난다. 활성화된 이들 세포는 최소한 손상 후 처음 며칠 간 이차적인 손상을 주는 것으로 보이며 계속적인 국소 세포 죽음은 아교반흔(glial scarring) 과 공동(cystic cavity) 형성에 관여한다. 다수의 연구는 이차적인 손상이 미세교세포와 대식구 유입의 차단으로 상당 부분 감소한다고 보고하고 있다.

역설적으로, 나중에 활성화된 미세교세포와 대식구는 phenotype이 변화하며 조직 재생과 상처 주위 재생 및 축색 재생돌기(axonal sprouting)와 연관된다. 손상된 striatum을 예로 들면, 상처 주위의 미세교세포는 뇌에서 유래된 영양 유도 인자(neurotrophic factor)를 표현하며 이것은 일주 내에 최고치에 달한다. 한 번 상처 가장자리에 모이면 sprouting axon이 대식구 주위로 망(nest)을 형성하며 자라게 된다. 불행히도 아래에 논의되듯이 axonal growth는 병변을 넘어서는 일어나지 않는 것으로 되어있다. 상처 주위의 sprouting은 대개 뇌와 척수에서 일어나며 이것은 활성화된 미세교세포와 대식구가 중추신경계의 sprouting에서 중요한 역할을 하고 있다는 것을 말해준다. 특히 손상받은 척수, Schwann 세포는 신경근(nerve root)으로부터 접하여 손상 부위로 침투된다.

상처 주위의 sprouting은 손상 3~7일 후에 시작되며 2~4주 후에 진행된다. 이 반응은 최소한 9.5에서 13주 내에 최고치에 달하게 된다. 수많은 연구자들은 sprouting fiber가 그 이후에 위축하고 사라진다고 보고하고 있다. 이것은 부위에 따라서 다른데 세포체의 병변으로부터의 근접성(proximity)이 관여한다. axonal dieback(또는 역행성 퇴화)와 신경세포사는 손상받은 축색이 곁가지(collateral branch)가 없거나 곁가지를 넘어서 손상받았을 때 잘 일어난다. 만약 축색이 곁가지의 원위부(distal) 쪽에서 있었다면 비록 위축되겠지만 생존하려고 노력하는 경향이 있다. sprouting은 원위로부터(distal) 기원하는데 상처 주위 영역은 쉽게 그런 것이 가능한 것으로 여겨진다. 예를 들면 sprouting axon이 피질척수로(corticospinal tract)에서 기원하였으면 그 곳은 많은 수의 곁가지를 가지고 있기 때문에 여전히 3~8달 후에도 상처 주위 조직으로 존재하게 된다. 유사하게 striatum에 이어지는 손상은 현재 손상 후 몇 달~몇 년 까지도 가는 것으로 알려져 있다. 그러나 어떻게 sprouting과 재생하는 섬유가 상처 주위 조직에 남아있게 하는지와 그 기간에 synaptic contact가 없이 있을 수 있는지는 아직은 완전히 알 수 없는 상태이다. 아마 대식구가 주위 조직으로 작용하고 sprouting 섬유가 상처 주위에 존재한다면 세포는 오래도록 남을 것이다.

이런 여러 정보에서 중요한 점은 sprouting하는 수많은 축색이 상처 주위 영역에 존재한다는 것이다. 이 sprouts는 오랜 기간 존재하며 따라서 손상 후에 얼마 동안(몇 달, 몇 년) 재생이 가능하게끔 만드는 요인이 되는 것이다.

세포자멸(세포사멸, apoptosis)은 척수손상에 뒤따른 이차 손상의 중요한 매개체이다. 이 과정은 적어도 두 시기에 걸쳐서 초래된다. 첫 번째 시기에서, 세포자멸은 다양한 세포 종류의 변성으로 괴사를 동반한다. 그리고 두 번째 시기는 주로 백색질을 제한하고, 희소돌기 아교세포와 미세 아교세포를 포함한다. 시간 순서대로, 세포자멸은 병변의 중심에서 초기 상처 후 6시간에 발생하고 그 후에 며칠 동안 이 부분에서 자멸세포의 수는 꾸준히 증가한다. 그러나, 한 주 동안에 세포자멸 수는 감소하고, 초기 상처 부위로부터 떨어진 곳에 세포자멸사의 증가를 보인다. 이러한 새로운 자멸 변동은 주로 백색질에 위치하고, 병변의 중심으로부터 많이 떨어진 곳에서 발생할 수 있다. 어떤 조건 하에서, 허혈(ischemia)과 흥분독성과 같이 세포자멸은 일반적으로 괴사가 척수손상에 따르는 가장 주된 변성인 곳에서 일어날 수도 있다. 척수 손상에 뒤따르는 축색 이상은 아주 많다. 손상 후 초기 15분 동안 서로 떨어져서 수초 층판의 벗겨짐과 함께 축색 주위 팽창을 보인다. 이 시기에 수초 파괴를 보이고 24시간 동안에 척수 성분들이 세포 바깥 공간에서 관찰 될 수 있다. 게다가 신경세포의 축색 원형질은 변화를 나타낸다. 그것들은 그들의 신경 필라멘트의 난잡함과 함께 과립 모양을 보이고, 많은 축색에서 보기 드물게 세포 내 소기관이 크게 증가한다. 시간이 지날수록 광범위한 탈수초화와 비진행성의 원뿔체 성장과 같은 손상된 축색의 다른 병적 특징이 점점 많이 관찰된다. 실제로 24시간 동안 공통된 현상은 (40마이크로미터 보다 훨씬 더 큰)거대한 축색의 출현인데, 앞서서 말한 모든 병적인 특징과의 결합을 보인다. 이러한 축색의 변화를 결국 설치동물에서는 수 개월, 사람에서는 수 년 동안 지속되는 왈러리안 변성을 동반한다. 왈러리안 변성은 신경체 세포로부터 분리된 축색 분절의 위축을 보인다. 또한 파편의 축적과 함께 지속되고, 대식세포와 미세아교세포에 의한 이 파편의 탐식과 함께 최고점에 달한다. 일차 손상이 오름과 내림 축삭로를 둘 다 절단하기 때문에, 왈러리안 변성은 초기 병변에서 두부와 미부 둘 다에서 나타난다. 게다가 변성된 부분은 지연된 세포자멸사가 나타나는 부분과 큰 상관 관계를 가진다. 이것은 중요한 밀접한 관계를 가지는데, 이 죽은 세포들의 대부분이 그것들과 관련된 절단된 축삭으로부터 영양 공급이 없어진 희소돌기아교세포라는 것이다.

나. 계속되는 축색(Axon) 재생의 실패

1) 물리적 장벽으로의 아교 반흔(glial scar)

손상받은 부위의 치밀한 아교 반흔의 존재는 오래도록 축색 재생의 물리적 장벽으로 여겨지고 있다.

중추신경계 손상과 주된 섬유성 성상세포(fibrous astrocyte)의 과정에 따르는 성상세포의 비후와 증식은 상처와 평행한 새로운 아교 제한체(glial limitant)를 형성한다. 성상세포성 경계(astrocytic boundary)는 CNS96의 subpial surface에 정상의 아교 제한체 보다 매우 두껍다. 그리고 이런 경계는 제 4형 콜라젠과 다른 기저막 단백질을 포함한다. 척수로 들어가는 신경 후근절(dorsal root)의 심한 손상에서 재생산되는 축색의 연구는 신경 섬유 재생산의 기계적 장벽(mechanical barrier)으로써 작용하는 아교 제한체의 개념을 보고했다. 후근절 섬유는 neuroglia가 rooflet의 neurolemma cell을 대신하는 점까지 재생산한다. 성상세포성 장벽에 다가가면서 거의 불변하게 신경절쪽으로 돌아나오거나 말단 비대(terminal enlargement)를 형성한다. 정교한 방법으로 어떠한 연구는 아교 반흔이 재생산에 물리적 장애물로 작용한다는 가설을 보다 정확하게 테스트하려고 시도했다.

Windleet 등은 bacterial polysaccharide를 가진 동물의 정맥 내 치료를 통해 상처 조직의 형성 감소에 성공했다. 그리고 절단 부위를 넘는 지역으로 상당한 축색 재생을 확인하였다. 그러나, 윗부분에서 미리 설명하였듯이 이런 연구의 해석은 많은 수의 대식구의 축적을 통해 이루어지게 된다. Guth 등은 콜라젠의 합성과 중추신경게 아교 반흔이 매우 많이 감소되는 동면하는 다람쥐의 절단된 척수에서 축색 재생을 실험하였다. 이들은 재생되는 축색은 여전히 척수 손상 부위를 지나가면서 발생됨을 발표하였다. Sims와 Gilmore는 dorsal root entry zone을 밝혔다. 그리고 그들은 아교의 증식이 이 부위에서 방해된다는 것을 알았다. 그리고 축색 재생은 척수로 일어난다. 그러나 이것은 아마 물리적 장벽의 제거에 의한다기보다 방사선에 쬐여진 부분으로 슈반세포(schwann cell)의 유입되는 효력에 의한 것이다. Stichel 등은 콜라젠 IV형성의 방해가 신경 섬유를 재생산하는 것을 자극한다는 것을 보여줬다. 그러나 비슷한 연구 방법을 사용함으로써 Weidner 등은 척수 손상에 따르는 콜라젠과 기저 층판(basal lamina)의 형성을 방해했으나, 축색을 재생산하는 능력에는 어떠한 영향도 설명하지 못하였다. Logan 등은 비슷하게 섬유화(fibrosis)와 아교 제한체의 감소는 척추 피질의 손상 부분에서 축색 재생을 촉진하지 못한다는 것을 알아냈다. 다른 연구에서는 자라나는 신경섬유는 쉽게 척수의 성상세포성 반흔으로 자라나는 것을 발견하였다. 성상세포성 반흔으로 자라나는 축색의 비슷한 관찰은 중추신경계의 다른 부분에서 만들어졌다. David 등은 neurite는 안신경(optic nerve)으로부터 성상세포성 반흔 조직으로 자라날 수 있다는 증거를 제시했다. 그러므로 전반적으로 아교 제한체와 상처주위의 성상세포성 반흔이 반드시 신경 재생을 막는 물리적 장애물이라는 명확한 증거는 없다.

2) 분자적 장애물로써의 아교 반흔(그림 7-1)

최근에 아교 반흔을 물리적 장애물이라기 보다 분자적 장애물로 보는 쪽으로 변화하고 있다. 이로써 위에서 제시한 연구들 중 몇몇을 보다 명확히 해석할 수 있게 되었다. 주된 당단백질(glycoprotein)인 매우 많은 분자는 neurite outgrowth를 방해하는 세포외기질(extracellular matrix)에서 발견되었다. 많은 관심이 chondroitin sulphate proteoglycan과 tenascin의 분자의 두 부류로 집중되었다. 이 분자들은 발생 동안 성상세포에 의해 생산된다. 그리고 limit neurite expansion을 돕고 neostriatal striosome같은 것을 생산하는 억제성 경계를 형성한다고 생각된다.

뇌 손상에 따르는 이 분자들은 주로 성상세포와 희소돌기세포의 전구세포에 의해 상처 가까운 곳에서 재발현된다. 다른 세포 형태는 아교 제한체(glial limitant)와 연관된 대식세포, 미세교세포, 그리고 뇌수막 세포(meningeal cell)와 같은 분자를 발현한다. 실험실에서 연구는 억제성 분자들이 neurite 성장을 막고 각 분자는 종종 laminin의 성장 자극 효과를 방해함으로써 반응한다. 반흔에 대한 연구는 McKeon에 의해 수행되었다. 이 저자는 반흔 조직이 implanted nitrocellulose membrane 주위에 발생하도록 했고 그 후에 이런 막을 제거하고 이런 explant에서 자라난 배양된 신경 세포의 능력을 시험하였다. 그들은 성장의 방해는 chondroitin sulfate proteoglycans(CSPGs)의 존재와 가장 관계가 있고 이런 방해는 부분적으로 sugar moiety의 효소적 제거에 의해 극복될 수 있다는 것을 알아내었다. 최근 연구들은 CSPGs는 반응성 성상세포와 척수 손상의 지점에 인접한 것에 의해 생산된다고 나타내었

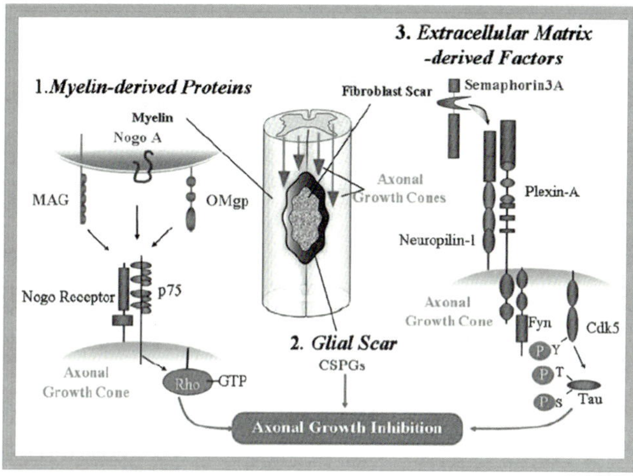

그림 7-1.

다. David는 척수에 근접하게 심어진 후근신경절 신경세포의 축색은 CSPGs를 포함하는 지역으로 자라나는 것을 보였다. 이것은 가장 높은 CSPGs농도에서 성장을 멈춘다. 최근 연구에서는 효소적으로 반복된 chondroitinase ABC의 적용으로 다양한 중추신경계 상처 부위로부터 CSPGs를 제거했다. 이런 절차는 축색 재생의 촉진에 성공했고 이런 경과들은 아마도 중추신경계 상처 부위의 분자적 장애물의 존재가 가장 암시하는 바가 크다. 그럼에도 불구하고, 몇 가지 문제가 있다. 매우 많은 다른 분자가 proteoglycan에 붙을 수 있다는 것과 이런 것들이 inhibitor로 작용한다고 논쟁되었다. 게다가 손상 주위의 신경 재생 돌기와 관계된 축색 성장과 곁가지 냄의 중단은 CSPGs를 포함하는 지역에서 동시에 일어나지 않는다. 이는 CSPGs는 신경 재생에 상대적이지 절대적이지 않다는 것이다. 즉 세포외 기질, 또는 NOGO/Mg와 같은 또다른 기전과의 상호 작용이 있어야만 진정한 의미의 신경 재생이 가능할 것이다.

CHAPTER 7

3) 마이엘린 억제제(MYELIN INHIBITOR)

중추신경계가 아닌 말초신경계의 능력, 즉 축색의 재생 가능성은 희소돌기아교세포(oligodendrocyte)와 이 세포의 process가 재생산을 inhibit 한다는 가설을 가능하게끔 한다. 초기 연구에서 배양된 신경세포는 수초와 백색질 부분의 성숙 희소돌기아교세포의 표면이 아닌 성상세포성 표면이나 중추신경계 회색질에 돌기가 자라난다고 하였다. Caroni 등은 수초의 방해 효과는 단백질과 관련이 있다고 하였다. 그들은 두개의 중요한 단백질을 분리했고 신경세포를 중추신경계 수초나 희소돌기아교세포 표면으로 자라나게 하는 특정 항체에 의해 이런 단백질의 제거나 그들의 작용의 중화를 성립했다.

어린 쥐에서 피질 척수로의 절단 이후에, IN-1 항체의 투여는 실질적으로 절단 부위에서 재생적인 sprouting의 정도가 증가되었고 일부 적은 신경 섬유는 손상부위를 넘어 7~10mm까지 성장하였다.

유사한 결과는 나중에 성인 쥐의 척수의 후방 절단에서 증명되었다. 이 연구의 이해는 불완전한 데이터와 이해하기 어려운 행동 연구에 의해 훼손되었을 지라도 IN-1 항체 치료는 또한 deinnervated spinal cord에서 collateral 발육을 강화시키는 것으로 보인다. 이 실험의 통제는 비특이적 항체의 주입이다. 그러므로 강화된 axonal growth가 특이적인 35 and 250kD myelin proteins의 결과인지 myelin에 항체가 붙음으로써 시작되는 면역 세포 반응의 비특적인 효과인지 확립하는 것은 어렵다. 예를 들어 다른 항체의 myelin, myelin과 관련된 glycoprotein, antigen의 주입은 도움이 된다. microglial and macrophage 반응의 분석은 이용가치기 있다. 이들 통제의 필요성은 galactosidase antibodies와 macrophage에 관련된 complement를 증명하는 다른 연구에 의하여 뒷받침 된다.

myelin이 inhibitory라는 증거는 다른 자료에서 나왔다. axons은

myelination이 시작될 때 까지 신생아 쥐와 주머니쥐의 severed spinal cord를 가로질러 재생할 수 있다. IN-1 항체의 투여는 재생이 일어나는 critcal period를 넘어 연장할 수 있다. 방사선 조사가 다른 gliosis의 제한이나 cavity formation의 예방 같은 이로운 효과를 가지고 있을지라도 axonal growth는 또한 spinal cord의 방사선 요법과 oligodendroglia의 제거로 촉진될 수 있다.

myelin inhibition 가설을 지지하는 data에도 불구하고 최근 연구는 그것에 대한 의심을 가지고 있다. Huberet 등은 Nogo-A and B myelin inhibitor가 CNS 손상 영역에서 발현되지 않는다고 증명했다. 그러므로 어떻게 이 inhibitor가 외상의 부위를 across하여 axon의 재생을 예방하는 factor가 될 수 있는가 생각 하는 것은 어렵다. 이 외에 Daves 등은 DRG neurons을 corpus callosum and fimbria의 white matter tracts으로 microtransplant하였고 그들은 axon이 이들 tract 안에서 implantation 과정에 의해 생성된 외상의 길이만큼 long distances(6~7mm)로 성장한다는 것을 발견했다. 다른 연구에서 davies 등은 dorsal column으로 이식된 DRG neurons가 실질적인 거리를 넘어 자랄수 있다는 것을 보여주었다. 반면에 DRG neurons은 CNS myelin의 영향력에 inhibitory 감수성이 있다고 논의 되었고, Schwab and Caroni는 배양에서 DRG neurons이 CNS myelin and oligodendroglia에 의해 억제된다는 것을 보여 주었다. 생채 내에서 다른 cell type은 아마 neuronal growth에 영향을 줄 수 있고, CNS myelin의 효과의 상대적인 억제제를 극복할 수 있다는 것이 제시 되었다. Davies 등에 의한 연구는 myelin이 inhibitory라는 생각을 지지하지 않는 최고의 예를 제공한다. 또한 다양한 실험적 조작 다음의 white matter tracts를 통해 성장하는 neurons의 예가 있다. 이들 case의 대부분에서 관련된 neurons(예를 들어 이식된 embryonic neurons or neuroblasts)은 성장 상태의 내적 차이 때문에 myelin inhibitory에 반응하지 않는 논의가 만들어 졌다.

4) 영양적인 요인

neurotrophic factor production은 실질적으로 CNS 손상 이후의 몇주 안에 periwound 영역에서 증가한다. 이들 요인들이 cell type의 다양성에 의해 생성될지라도 활성된 macrophage and microglia는 주요한 공헌자로 보여진다. 이들 나중의 세포는 뇌에서 유도된 neurotrophic factor(BDNF)와 glial cell-line에서 유도된 neurotrophic factor(GDNF)를 포함하는 주요한 NTFs와 growth supporting cytokines을 생산하는 것으로 보여진다. 손상된 striatum에서, 활성화된 microglia는 상처 부위를 향한 BDNF의 농도 경사의 생성을 통한 dopaminergic axonal outgrowth을 자극하고 시작한다. 발육하는 axons은 이들 활성화된 microglia의 표면을 가로지르고 상처 부위에서 활성화된 macrophage를 생성하는 GDNF를 향해 가로지르는 것 같은 과정으로 성장하는 것처럼 보인다. 활성화된 macrophage 상처의 core를 채우고 또한 BDNF와 GDNF를 생산할지라도 낮은 양으로 작용한다는 것은 흥미롭다. 그러므로 가장 높은 TNFs의 농도는 상처 가장 자리의 macrophages와 microglia에 의해 생성되고, 이들 neurite grow and surround 하는 세포를 향하고 넘어서 확장되지는 않는다. 그러므로 최소한 striatum에서 자라나는 fibers는 영양 요인의 최고 농도를 발현 하는 macrophage를 넘어 성장이 지연되는 lesion edge을 향하여 증가하는 활성된 microglia에 의해 형성된 영양 농도를 따라 성장하는 것처럼 보인다.

이들 data는, 계속되는 load active trophic 분자의 부재는 lesion site의 axons 형성 실패에 기여한다고 제안한다.

5) factors intrinsic to the neuron

대부분의 factors extrinsic to the neruron의 생각을 지지하는 연구가 axon의 재생적인 성장에 주요한 결정 인자일지라도 factors intrinsic to the neuron이 또한 중요하다는 증거가 있다. 같은 환경에 노출된 axonal 재생을 겪는 neuron의 능력은 나이에 따라 실질적으로 감소한다. 게다가 성인의 CNS에서 다양한 neuronal population은 동일한 환경적인 영향에 반하여 다른 것 보다 잘 재생하는 것으로 보인다. 예를 들어 thalamic reticular nucleus으로부터의 GABAergic neuron은 thalamus에서 이식된 말초 신경 조직으로의 neuron 재생의 90%를 포함한다. 다른 thalamic neuron 또는 corticothalamic projection neurons은 덜 재생하는 것으로 보인다. 비슷한 차이는 다른 CNS 영역 그리고 Striatum에서 보여진다. SNpc로부터의 projection neurons은 높은 재생 잠재력을 가지고 있는 것 같다. 이들 neuron 재생능력의 내적 차이는 다양한 유전자의 발현과 재발현을 추측컨대 반영한다. 다양한 유전자의 발현이 axonal growth를 유도하는 성장 프로그램을 neurons은 가지고 있고 이 프로그램의 일부분은 발생기간 동안 꺼질 수 있다는 가설이 있다. 다른 유전자(예를 들어 c-jun and c-fos를 포함하는 초기의 intermediate 유전자)는 axonal growth 그리고 성장에 관련된 protein(GAPs; 예를 들어 GAP-43) 같은 다양한 protein, microtubule 관련 단백질, 그리고 tubulin and neurofilament가 생성되는 동안 발현되는 것으로 알려져 있다.

neuron이 성장하기 위해, 외적 요인은 이들 그리고 다른 유전자의 발현에 영향을 미쳐야만 한다. 예를 들어 굉장히 증가된 neuronal growth cone에 매우 많은 단백질인 GAP-43의 발현은 재생과 성장하는 neuron에서 일어난다. GAP-43의 massive upregulation 발현은 신경 조직으로 재생하는 CNS neurons에서 일어난다. 말초 신경의 extrinsic factors는 GAP-43을 유도한다. 차례로 axon이 outgrowth에 중요한 역할을 한다. 그러므로 extrinsic and intrinsic factor의 상호작용이 있다.

이러한 관계는 Neumann과 Woolf가 dorsal column 상처부위를 1~2주 전에 연구한 것에서 설명할 수 있다. 척수에서 상처부위가 재생되는 정도, 저자들은 이러한 사실을 axotomy에 기원한 DRG 뉴런의 내인성 성장상태의 변화에 기인한다고 한다. 이것에 대한 또다른 설명은 axotomy한 위치에서 생성된 NTFs 생성의 증가와 외인성 자극으로부터의 말초 조직의 상처는 DRG 뉴런의 성장상태를 변화시킨다는 것이다. 이러한 설명은 다음과 같은 사실로부터 지지를 받는다. 즉, 눈의 유리체에 이식된 말초조직 조각은 상처받은 시각신경을 통해서 망막신경절세포의 재생을 유발시킬 수 있다.

CNS 뉴런의 내인성 증식상태에 변화를 주기위한 많은 시도가 행하여 졌다. bcl-2(뉴런의 재생을 향상시킴)유전자가 많은 어린 쥐의 경우에, 그것의 중요지점인 optic tectum 근처가 손상되었을 경우 망막신경절세포의 재생이 증식된다. 시험관내에서 이러한 쥐는 많은 신경돌기를 보였다. 이와 유사하게 GAP-43(이 유전자 역시 재생하는 뉴런의 경우 높은 활성을 보인다)가 많이 발현되는 쥐의 경우에도 자연적으로 hippocampal 이끼모양의 섬유들이 많이 보였고, dorsal root 절제술과 척수의 마비를 받은 경우에 평행한 섬유의 배열이 관찰되었다. 비록 이러한 연구들은 유전자변형동물에게 이어서 CNS 뉴런이 향상된 증식능력을 보인다는 점과, 이것을 이용한 처방을 정상동물에게 적용시킬 경우 과도한 발현이 나타날 것이 당연하다. Holtmaat 등은 GAP-43유전자를 후각 bulb 뉴런에 아데노바이러스벡터를 이용하여 이식했다. 이들은 시냅스지역에서 여러 개의 작은 ultraterminal 한 가지를 발견했다. 비록 이러한 성장효과는 적절하지만, 이러한 자료는 유전자변화가 축색돌기의 성장에 좋고 강력한 방법임을 제안한다.

다. 재생을 촉진시키는 방안들

재생을 자극하기 위한 많은 정교한 방법들이 간구되어 왔다. 예를 들면 성장억제인자를 제거하거나, 앞에서 설명했듯이 재생하는 뉴런에서 유전자의 구성위치를 변경하는 방법이 있다. 그러나 가장 중요하고 핵심적인 방법은 손상받은 지역을 다양한 성장촉진세포와 물질들과 다리를 놓아서 연결시키는 것이다. 이것이 가장 성공적인 방법이고 이러한 방법에 대한 간략한 설명이 아래에 설명된다.

1) 상처부위와의 연결작업

다양한 종류의 성장촉진 연결다리들이 상처부위와의 연결을 위해 사용되었다. 가장 많이 사용된 연결다리들은 말초신경이나 슈반세포들로 구성되어 있다. 초기의 연구원들은 다양한 영역에서 CNS뉴런을 통한 말초신경 이식기술이 재생을 자극할 수 있다고 생각했다. 따라서 Aguayo와 그의 동료들은(종종 많은 수의 섬유들과 이식된) 중심에 위치한 재생된 뉴런들은 이식된 것을 통해 종종 멀리까지 자랄 수는 있지만 이식된 곳으로부터 오직 CNS까지 2mm이내까지만 침입할 수 있다는 사실을 증명했다. 말초신경조직을 CNS를 재생시키는 시도를 위해 이식하는 기술은 지금까지 유용하다. 아마도 이러한 사실을 가장 잘 적용시켜 사용하는 경우는 Cheng 등일 것이다. 그는 18개의 갈비사이신경 다발을 완벽한 척수절단과정을 통해 쥐의 손상된 부위에 이식시켰다. 갈비사이신경은 가까운 쪽의 회색질, 백색질로부터 먼 쪽의 회색질로 연결되었고 피브린아교질로 안정화시켰고, 산성의 FGF로 포화시켰다. 오름과 내림섬유의 중요한 재생이 발생했고 그 동물이 뒷다리로 부분적으로 동물의 체중을 지탱할 수 있고, 3개의 주요 관절에서 자유롭게 운동할 수 있을 정도로 기능적으로 회복되었다. 불행하게도 그 동물은 더 이상 무한대로 재손상 되지는 않았고 회복은 재생섬유덕분이다. 산성 FGF없이는 통제 상태나 동물에서 회복이 다시는 발생하지 않았다. 이는 gliosis를 감소시키고 신경의 생존과 성장을 향상시킨다. 불행하게도 이번 연구의 성공을 재현하기는 불분명한 어떤 이유 때문에 다시 보이기는 쉽지 않다.

슈반세포는 재생을 증진시키고 다양한 중요요소를 배출하고 성장촉진 ECM를 만드는 중요한 구성요소이다. 어떠한 연구에 따르면 슈반세포는 gelatinous scaffold에 부양되며 손상받은 척수에 이식된다. 그리고 뇌줄기와 척수의 중간지점에서부터 수많은 축색의 증식을 향상시킨다. 이러한 실험적인 행동적인 방법의 한계가 드러나고 있다. 하나의 중요한 문제는 이식된 부위에서부터 작은 많은 수의 섬유가 출현하고 CNS환경에서 작은 거리를 가로지른다. 척수의 먼쪽으로의 성장을 위한 많은 시도가 행하여 졌다. Menei 등은 과도하게 발현되는 BDNF의 슈반세포를 완벽하게 척수를 절단한 후에 이식했고 이들 슈반세포를 5mm정도 척수의 먼쪽으로 재배치시켰다. 계속되는 뇌줄기척수 축색돌기의 아래로의 척수의 먼 쪽으로 가로단면으로의 성장이 있다. 비록 어떠한 성장은 통제되는 슈반세포에 이식된 경우에 발생하지만 다음 단계의 성장은 BDNF를 배출하는 슈반세포가 이식된 동물에서 발생된다.

중심 축색돌기의 성장을 촉진하는 또 다른 세포종류는 후각을 둘러싸는 세포이다. 성인의 후각시스템에서 기본적인 감각세포는 지속적으로 대체되고 그것의 축색은 후각상피로부터 후각 bulb로 성장된다. 이러한 축삭들은 OEG로 둘러싸인다. 이는 슈반 세포와 같은 기능을 하고 그렇지만 슈반세포와는 다르게 PNS, OEG와 동반되어 CNS의 후각축색에 동반된다. 많은 실험들을 통하여 OEG는 다양한 종류의 CNS의 재생을 촉진한다. Li 등은 OEG를 단 방향으로 목 부위의 대뇌피질척수의 손상지역에 주사하였고, 손상부위와 2~3mm 아래쪽의 섬유들이 이 통로를 따라 재생되었음을 보고했다. 행동을 통한 회복 또한 보고되었는데, 이는 이러한 작은 손상부위에 따른 적은 피해 때문에 상대적으로 어려운 실험이었다. 또 다른 실험은 척수의 가로 단면에 먼 쪽이나 가까운 쪽으로 OEG를 주사한 경우에 슈반세포다리를 이용하여 원거리까지 증진이 가능함을 밝혔다. 이러한 성장에도 불구하고 행동적인 회복은 적게 발견되었다. 최근에 어떠한 실험에서는 OEG를 완전하게 척수를 가로 절단한 위치에 이식하고 손상받은 그 위치나 또는 그 아래쪽으로 축색의 재생이 발생한다고 보고했다. 특별히 Ramon-Cueto 등이 연구한 바에 따르면 중요한 행동적인 회복이 보여진다. OEG는 보통 설치류로의 후각 bulb에서 획득할 수 있고 배양된 세포에서부터도 획득가능하다. 그러나 최근의 연구에 따르면 OEG는 후각 고유 신경판에서부터 생검을 통해 직접 획득가능하다. 그리고 이 방법은 의학적으로 좀 더 타당하다. 결론적으로 지금까지 제시된 자료를 토대로 본다면 OEG기술은 상처받은 지역의 재생에 유용한 전략이 될 수 있다.

고전적인 전략중 하나는 태아의 조직을 상처부위에 이식하여 재생을 증진시키는 것이다. 배아상태의 쥐에서 추출한 조직을 이식하면 그것은 신생아나 성인에게서 잘 살아갈 수 있다.

배아 뉴런은 숙주 조직 안으로 약간의 길이(수 밀리미터)만큼 자랄수 있다. 어떤한 조기 출산 후 생물에서 기능적인 회복이 관찰되어 왔기 때문에 이러한 관찰들은 "relay hypothesis"(심어진 배아 뉴런이 기능을 해 axons을 재생성시켜 목표들에 다시 재접합 되게 하는 것에 의해) 배아 조직은 또한 다리로써 기능할 뿐만 아니라 성장 촉진 ECM 또는 NTFs 또는 limit gliosis를 활동시킴으로써 절단된 조기 출산 후 동물의 척수에서 축색의 재생산을 증식시킬 수도 있다. 배아 조직을 이용한 절단된 경로들의 재건설은 동물의 성체여서 단지 추가적인 영양 보조만 있는 상태에서 달성될 수 있다. Coumans 등을 embryonic day 14 cord를 완전한 척수 손상을 가진 동물의 성체에 삽입시킨다. 의미있는 건, 단지 추가적인 영양을 받고 원래 척수 손상을 받은 뒤 2~4주 후 삽입된 것은 이러한 동물들에서 재생산의 상당한 증거와 행동적인 회복(behavioral recovery)을 보여줬다. "Behavioral recovery"는 아마도 위에 있는 다른 논문들과 몇몇에서 유사할 것이지만, 정확한 비교는 평가의 특이한 방법의 사용에 의해 다른 점이 있다. 지연된 이식을 한 촉진된 회복은 아마도 손상과 재생산을 위해 중요한 축삭들(sprouting response를 거치면서) 후에 cytotoxic cytokines의 회피성의 결과로서 생긴다.

최근에, 줄기 세포의 이식은 재생산을 달성하는 가능한 방법으로 개발되오고 있다. 줄기 세포는 뉴런과 아교세포 모두로 분화될 수 있고, 양쪽 모두 회복에 기여할 수 있다고 상상할 수 있다. 뉴런들은 숙주의 목표 지점에 존재하는 뉴런을 가진 숙주 axons을 재생산해서 회복을 도울 수 있다. 아교세포는 다리로서 역할을 하고, 지지하는 영양 요소 또는 ECM 분자의 분비, 또는 재수초화 촉진과 같은 다른 효과들을 통해 회복을 자극할 수 있다. McDonald 등이 contusion injury를 준 후 9일 된 설치류의 thoracic spinal cord를 가진 생물의 담낭 공간에 배아줄기 세포 삽입의 효과를 검사하였다. 줄기 세포는 살아남았고 대부분의 oligodendroglia, astrocytes, 작은 분량의 형성된 뉴론들로 분화되었다. 불행하게도 해부학적인 회복은 더 이상 실험되지 않았다. 줄기 세포를 이식받은 동물들은 부분적 하지의 무게 지탱과 균형감, 외관상 조절 결핍된 운동들로 특징 지어지는 기능들에서 약간의 발전을 했다. 저자들은 발전의 대부분의 이유는 oligodendrocyte에 의해 촉진된 재수초화에 의한 것이라 느꼈다. 비록, 이러한 결과가 논쟁거리 일지라도 줄기세포는 손상 후에 부분적인 회복을 촉진시키는 것으로 보이고, 적어도 그들의 효과부분에서 세포를 대치하는 것이 아니라 세포사의 방지와 영양 요소를 분비를 통해서 중재하는 것으로는 보인다. 비슷하게, spinal cord injury stem cell은 세포사를 방지할 수 있고 회복이 회복의 실질적인 사극을 놓하는 것보다 이러한 기전을 통해서 촉진된다. 비록 "어떠한 회복도 좋은 회복이다"라는 것은 논쟁거리지만 만약 우리가 중요한 임상적인 이득을 만들어낼 합리적인 기회가 있다면 우리는 이 기전을 연구함이 필수적이다.

대식세포(macrophage)와 미세아교세포(microglia)는 또한 axonal regeneration을 가능케 한다(PNS에 노출된 상태의). 대식세포는 손상 받은 시각 신경에서 axonal 성장과 재생을 한다. 비슷하게, 말초적인 상태의 대식세포는 제한된 정도의 재생을 넘어 전기물리학적 그리고 행동적 회복을 함께 수행된 척수 이상을 촉진한다. 미세아교세포는 또한 axonal growth를 유도하는 환경을 제공한다. Prewitt 등은 배양된 미세아교세포와 태아 척수 조직을 덮은 nitrocellulose 막을 부분적인 척수 손상부에 삽입시켰다. 감각 축삭(axon)들은 미세아교세포가 심어진 nitrocellulose 막의 가 쪽에서 자랐다. 반면에 심어지지 않은(조작군) 쪽에서는 성장이 제한되었다. 비슷한 연구에서, Rabehevsky와 Streit는 미세아교세포와 별아교세포(astrocytes)가 포함된 젤 형태 배지를 손상된 등 바깥쪽 부분에 집어넣었다. 미세아교세포는 충분한 성장이 일어났지만 별아교세포는 포함되어 있지 않았다.

다른 저자는 유전적으로 다양한 NTFs를 분비하도록 조작된 세포로 구성된 다리(bridges)를 이용해왔다. 활발한 axonal growth는 유전적으로 NGF를 분비하도록 조작되고 척수에 이식된 fibroblasts에서 일어난다. 발생하는 섬유들은 dorsal column에서 올라가고 the locus coereuleus로부터 내려가는 손상된 감각 axons에서 얻어진다. Grill 등은 유전적으로 NT-3를 분비하도록 조작된 fibroblasts를 dorsal hemisection에 의해 손상받은 척수에 이식시켰다. 절단된 corticospinal tract의 실제적인 재생성이 일어났고 axons은 회색질과 distal spinal cord로 이식된 장소에서 8mm까지 자라났다.

많은 다른 세포성, 비세포성 다리들은 astroblast, omentum, laminin을 코팅한 막(태아 양막)과 hydrogels와 carbon filaments와 같은 다양한 종류의 인공 다합체를 포함한다. 어떤 논문에서는, 비록 그것이 겨우 기능적인 회복을 촉진시키는데 충분한 정도일지라도 이러한 물질은 이식이 제한된 양의 재생을 촉진시킨다고 한다.

2) 기능과 연결의 재생

위의 섹션에서 개요를 설명했던 이러한 실험적인 전략들은 적은 수의 섬유들 척수의 distal regions와 손상 부위를 교차하는 많은 섬유들을 재생산 하는 걸 가능케 한다.

축삭 motor tract의 다양한 부분에서 나온 Axons(corticospinal, rubrospinal, reticulospinal, caerulospinal, and dorsal column에서 감각 신경과 함께하는 raphespinal tracts)은 재생산을 한다고 증명되었다. 이러한 axons의 성장은 그것들이 척수로 재진입할 때 비정상적인 경향이 있다. 예를 들어, Ramon-Cueto 등은 연질막 밑에서 자라는 corticospinal tract(쥐에서 dorsal columns의 배쪽 형태로 정상적으로 주행하는)과 lamina X gray matter를 더 작은 정도로 관찰했다. 더욱이, 대부분 재생산되는 섬유는 직경이 작았고(보통 5mm이하) 손상부위를 넘어 척수로 들어갔다. 비록 어떠한 논문에서는 작은 수의 섬유는 더욱 길게 자라났다고 한다. 그러나, 그들의 이러한 비정상적인 과정과 해부학적으로 특정 부위에 신경의 재분포의 실패에도 불구하고 재생산 섬유는 아직도 행동적인 회복의 정도를 중재하는 걸 관련하고, 그러므로 이것은 cord의 재분포에 따르는 기능의 재회복을 소실에 의해 증명된다. 완전한 운동과 감각 기능이 비정상적인 축삭의 성장을 통해 얻어지겠는가? 이것은 아마도 현재의 포유류에서는 불가능하다고 대답할 것이다. 그러나, 갑작스런 CNS 재생산과 행동적 회복을 한 척추동물(어류와 양서류)에서 비정상적인 축삭 과정을 거친다. 이것은 때때로 단지 distal spinal cord를 관통한다. 그러므로 운동과 체성 신경 시스템은 다양한 가소성이 가능하다. 그런 필요한 정보를 local interneuronal circuits에 의해 다른 부위로 전도 시킬 수 있다. Supraspinal plasticity는 아마도 중요한 역할을 할 것이다. 이러한 순응성은 CNS를 통해서는 존재하지 않을 것이다. 그러나, 시각은 유사한 제한된 plastic potential의 체계의 한 예인 것처럼 보인다.

얼마나 많은 axons들이 어떤 하나의 경로에 기능적인 회복을 중재하는데 필요할 것인가? Windle 등은 만약 고양이에서 5% 또는 그보다 작은 ventral funiculus axons이 남겨져있다면 운동 기능의 실제적인 회복이 가능할 것이라고 보여준다. 그 뒤의 발명가들은 작은 확률의 axons에서 필요한 경로에서 단지 1%만큼 작은 확률에서 기능적인 회복이 충분하다는 걸 확인했다. 이러한 놀랄만한 회복은 적어도 부분적으로는 경로 안에 잔존하는 axons의 능력 때문이다. 이러한 자료는 어떤 주어진 경로에서 비교적 적은 수의 axons의 자극 재생산은 아마도 실제적인 행동상의 회복이 만들 수 있을 것이다.

적은 수의 신경에 의한 하나의 기전은 아마도 central pattern generators의 활성화에 의해 lumbo-sacral spinal cord에서 진행을 시작한다. 사람을 포함하는 모든 척추동물에서 부분적 spinal pattern generators가 보이고 증거의 많은 양이 런닝머쉰 운동이 이러한 생성기들의 기능을 시작하고 증진 시킬수 있다는 증명을 얻어냈다. 사람에게, 체중 부하가 되는 런닝머쉰은 불완전하고 심지어는 어느 정도 완전한 spinal patents에서 리듬감있는 보행운동의 돌아옴을 자극한다. 어떠한 불완전한 손상 환자들은 그들의 훈련이 끝나는 시점에 점점 더 그들의 몸무게를 지탱할 수 있고 혼자서 걸을 수 있다고 보고된다.

3) 임상적 시도

이러한 치료적 접근의 시도를 시작하는 적당한 시점은 아직 결정되지 않았다. 어떤 사람은 척수의 손상은 매우 유해해서 이러한 모든 것은 안정된 해부학적 행동적 이익의 plausible biology와 설치류 실험 증명이 필요로 하다고 열렬히 주장한다. 다른 사람은 이러한 치료가 잠재적인 위험을 가지고 있어서 그것들은 아마도 더 안좋은 결손을 가져올 것이고, 감각 신경이 안으로 자라고 만성적인 통증 또는 종양 형성이 증대될 것이라고 주장한다. 그들은 해부학적인 재생산과 체중 부하 걸음걸이, 정상 감각과 방광 조절에 관한 증명이 더 큰 동물 모델과 그에 따르는 주의할 인체 실험으로 옮기기 전에 명백한 설치류의 자료가 필요하다고 주장한다. 절망적인 환자들은 상업적인 면과 성공에 대한 개인적인 압박을 모두 가지는데 전자가 더 우세하다. Phase 1 trials은 이미 손상받은 척수의 여러 신경 재생성 치료로 시작되고 있다. 이식된 불결한 태아 척수 조직의 안정성은 6명의 척수 환자에서 평가 되어지고 있다. 활성화된 포식세포는 안정성과 효과성 면에서 급성(손상 후 첫 3주)의 완전한 C6-T11 손상을 가진 적어도 6명의 환자에서 평가 되어진다. 이러한 모든 시도는 필요한 환자의 충분한 비율을 구하는 것이 표면적으로 중요하다. 그리고 주기적인 대식세포 이식 연구에 참가자에 관한 media report가 있어왔다. 오스트레일리아인 phase 1 trial은 최근에 이식 olfactory ensheathing glia, 환자의 코점막에서 떨어지고 배지에서 수가 늘어나서 chronic paraplegia를 가진 4명의 환자 담낭관에 들어간 것과 연관이 있다고 보고했다. 타이완에서는, peripheral nerve bridging approach는 평가 중이고, 그 반면 Falci 등은 케이스를 단독 태아 조직 이식은 종종 지워지고 post-traumatic cervical syrinx를 없앤다고 표현했다. 신경학적인 발전은 인지 된다. 그러나 그것은 cyst decompression 때문인 것 같다고 느껴진다. 이 기술을 사용하는 phase 1 trail은 완전해져 왔다. 그리고 결과를 기다리고 있다.

4) 척수손상의 잠재적인 중요성을 나타내고 있는 유전자의 확인

척수손상의 동물 모델에서 현재의 연구 단지에 미리 알려진 몇몇의 유전자 표현의 다른 방법을 가지고 교대를 확실하게 하지 않았지만 또한 잠재적인 중요성을 나타낼 수 있지만 알려지지 않았던 많은 유전자를 확인했다. 위에 논의된 그 유전자들 외에 다음 유전자와 그들의 products은 특별한 주의를 받을 만 할 수 있다.

Annexins. 현재의 연구로서는 척수손상전 14일에 Annexin I(2.8~4.1fold) Annexin II(2.7~2.9fold) 나 Annexin V(3.2~3.9)의 증가를 확인했다. Annexins(또한 리포코르틴 이라 불린)은 칼슘족과 신경 보호와 염증 방지를 포함한 생물학적인 기능을 포함한 포스포리피드 바인딩 단백질이다(Flowaer and Rothwell, 1994; perretti, 1994; Raynal and Pollard, 1994). 예를 들어 annexin1은 글루코콜티코이드의 염증 방지 작용의 세포 매개물질이고 그것이 염증과 세포 독성을 억제함으로써 염증을 줄이는 것이다(Flower and Rothwell, 1994; Raynal and Pollard, 1994). 메틸프레드니솔론 때문에 글루코콜티코이드는 단지 척수손상의 치료상의 요인이고 염증방지와 신경보호의 annexins의 효과에 대한 연구와 척수손상 후의 잠재적 메카니즘의 연구는 특별한 관심을 자아낼 것이다.

해파인 바인딩 성장과 연관된 분자(HB-GAM). 척수손상에 따르면 HB-GAM 유전자의 발현의 증가는 rostral(1.52fold)과 caudal(2.05fold)의 척추 마디에서 관찰된다. HB-GAM은 18kDa그램분자이고 그것은 생후 감염된 뇌 발달 초기에 발현하고 성장 중 뇌에 있는 신경돌기의 성장을 촉진하는 중요한 역할을 한다(Merenmies and Rauvala, 1990; Raulo et al., 1992). 또한 새로운 단계의 방법으로 신경 돌기의 성장을 증진시키면 시냅토 발생을 동반한 추상체 대상의 경계면의 확대에 HB-GAM이 축적 된다. 체내 연구는 시냅스 앞부분과 시냅스 뒷부분의 차이를 성장 중에 더욱 크게 만드는 시냅스와 같은 세포간질과 연관된 요소인 HB-GAM의 국부적 기능에 대해 암시하고 있다(Szabat and Rauvala, 1996). HB-GAM의 발현은 히포캠팔뉴런의 손상에 따른 성상 세포의 상호작용에 의해 줄일 수 있다(Takeda et al., 1995). 앞문장에서와 같이 주장한다면 그것은 CNS 손상 후의 복구 과정에 관여할 것이다. HB-GAM이 신경돌기의 성장과 척수손상후의 시냅스 발생에 관여하거나 그것이 성장 중에 관여하면 그것은 흥미로운 질문이고 또한 밝혀져야 할 것이다.

P9ka(S100A4). 현재 연구에 의하면 P9ka(S100A4)의 발현이 척수손상 후에(8.9~14.9 fold) 증가했다. 노던법 분석에 의해서도 P9ka mRNA가 조절된 척추에서는 매우 조금만 표현되었다. 이 단백질은 세포 싸이클 진행을 조절하고 세포안의 부착과 침투, 그리고 암세포의 전이 정도를 나타내는데 쓰일 수 있다(Takenaga et al., 1997; Lloyd et al., 1998; Sherbet and Lakshmi, 1998). 척수손상 후에 P9ka 분자의 증가되는 발현은 신경교의 증식과 이동에 책임이 있다. 그러므로 신경교 상처의 형성에 포함되어 있다. 척수손상 후 뉴런과 신경교의 반응에 P9ka의 역할은 연설될 것으로 남아 있다. P9ka에 더해서 다른 분자들은 세포 분열과 관계된 분자(CDK109, CDC2L, 내피 단핵세포를 활성화시키는 폴리펩타이드 l, frpAP, lungß -galactoside-binding lectin, myosin heavy chain, Uba3,그리고 Tclone15)와 세포질 골격 분자들(acidic calponin, cytoplasmic ß -actin,non-muscle myosin alkali light chain, N-tropomodulin, U-Tmod와 vimentin)을 포함한 표현적인 변화와 신경교의 상처 형성에 기여한다. 그들의 발현적 변화와 상호작용은 다친 부분에 세포의 활성 분열 이동에 영향을 미치고 그러므로 신경교의 상처 형성에 영향을 미친다. 척수손상에 이러한 분자들의 정확한 영향은 잘 알려져있지 않다.

MMPs 와 metalloproteinase(TIMs)의 조직 방해자. 현재 연구에 의하면 MMP16의 발현(0.4~0.6 fold)의 감소와 발현되지 않는 MMP7은 척수손상 후 14일째 되던 날 밝혀졌다. 거꾸로 MMP2(TIM2; 2~4.4fold)의 조직 방해자는 발현이 증가되었다. MMPs가 pro-NGF와 pro-BDNF로 분열되어서 활성화된 펩타이드를 생산된다고 제안되었다(Lee et al., 2001). 그리고 그것들은 염증 반응 동안 세포질에서 야기되는데 콜라겐, proteoglycans, laminin과 같은 세포외 기반 단백질의 분해를 책임지고 있다(Zhang et al., 1998). 흥미롭게 최근의 유전자 발현에 대한 연구에서 복부 뿌리를 떼어내는 것은 상처가 생긴 같은 Clontech Atlas 쥐의 3일 후 1.2 cDNA 배열에서 관찰한 척추 복부 뿔의 뚫은 샘플에서 MMP16(10fold)와 MMP7(3.2fold)의 발현을 두드러지게 증가시키는 결과를 낳았다. 그래서 척수 손상을 따르는 그들의 조직 방해자(TIMP2)와 함께 MMPs의 발현적인 변화는 neurotrophin의 수준을 조절에 의해 조직 복구의 진행을 조절한다.

리소자임. 우리는 극소정렬과 situ 안에서의 이종교배를 사용함으로써 앞의 관찰을 확인할 수 있는 활성화된 극소 신경교와 마크로파지 안에서의 높은 레벨의 리소좀 표현을 볼 수 있다(Popovich et al., 1997). 활성화된 극소 신경교와 마크로파지는 외상성 혹은 자기면역성의 뇌와 척수손상을 동반하는 부차적인 병리학(예를들면 축색돌기 손상, 수초제거)과 관련돼 왔다(Popovich et al., 2002). 그러나 이 세포들은 또한 향정신성 지원을 공급하고 축색돌기의 재생을 증진시킬 지도 모른다(Lazarov-Spiegler et al., 1996; Prewitt et al., 1997; Rapalino et al., 1998). 그러므로 척수손상의 다른 단계에서 높게 나타난 리소자임의 역할은 더 밝혀내야 할 것으로 남아있다.

결과적으로 우리는 T11 성체 쥐의 완전한 척수 절개 14일후 444번유전자의 발현에서 특정한 변화를 규명했다. 이 유전자들은 모두 7개의 범주 안에 많은 수의 개별적인 구성원들을 포함한다. 우리는 척수 손상 후에 명확한 변화를 보인 많은 유전자들 역시 밝혀냈지만 그들이 조직의 손상이나 치료에서 하는 역할을 정확히 밝혀내는 것은 다음대의 연구과제로 남겨두게 되었다. 그러므로 큰 규모의 극소정렬 분석을 사용해서 분자적 변화를 규명하는 것은 근원적인 메카니즘을 이해하는 것 뿐만 아니라 새로운 치료방법인 척수손상의 발전에도 도움이 될 것이다.

Chapter 08

척수 신경 연구의 방법

CHAPTER 8

1. 척수 손상 동물 모델

고도의 산업화와 자동화, 교통 수단의 발달 등으로 인해 사고의 빈도가 높아 가면서 척수 손상 환자의 발생 빈도는 점진적으로 증가하는 추세이며, 또한 의학의 발전으로 척수 손상 환자의 재활치료 및 작업 치료 등 사회로의 복귀에 관한 관심이 증가하고 있다. 이렇게 척수 신경 손상 후 발생 가능한 여러 가지 신경 퇴행과 재생에 대한 관심이 고조되면서 이를 극복해 보고자 하는 약물 치료, 재활 치료, 유전자 치료, 세포 치료 등의 많은 치료법들이 연구되고 있다. 이를 위해서는 인체의 신경 손상과 유사한 환경을 만들어 척수 손상을 적절하게 유발하고 연구되고 있는 치료법을 실험할 수 있는 동물 모델의 개발을 통해 이를 바탕으로 안전성과 독성 등의 기초 연구자료가 확보되어야만 이상 또는 삼상 연구가 가능하고 이로써 신경 재생 보호물질의 신개발이 가능할 것이다.

가. 실험 동물의 선택

이러한 실험적 척수 손상 동물 모델의 재현에 있어서 먼저 인체의 수상과 해부학적, 기능적인 변화의 재연이 가능한 생리적인 손상 모델이 필요하며, 다음으로 정립된 모델의 정량화 및 재연성이 필수적이라 할 수 있다.

척수 손상 모델을 위해 주로 사용되는 동물은 설치류(주로 쥐)를 들 수 있으며, 이외에도 개, 고양이, 원숭이들이 사용되는 실정이다. 이중 설치류는 가격이 저렴하여 실험에 많이 이용되고 있지만, 인체와는 척수의 크기, 탄력, 구조 등이 다르며, 특히 실험적 신경 손상 후 자발적 회복(spontaneous regeneration)의 빈도가 높은 것이 단점으로 보고되어 있다. 인체와 가장 유사하다고 할 수 있는 영장류(monkey, baboon)들은 가격이 비싸며 그 유지와 실험에 많은 주의를 요하는 단점이 있고 또, 동물 보호법 등의 많은 제약이 있어 아주 제한적으로 사용되고 있는 실정이다.

특히 세포 치료에 이를 이용하여, 설치류를 실험 동물로 선정해서 사용하는 경우에는, 척수 손상 후 빈번한 자발적 회복으로 인해 그 실험의 목적을 주입된 세포의 생존과 이동 등에 두는 것이 좋으리라 보이며, 영장류를 이용하는 경우에는 실험의 목적을 치료의 효과에 두는 것이 좋으리라 판단되어 그 목적에 따라 실험 동물을 선정 할 필요가 있다고 판단된다. 각 동물의 장단점은 다음(표 8-1)과 같다.

표 8-1. 각 실험 동물의 장단점.

Species	Advantages	disadvantages
Rodents	· Well-established models in cardiac and cerebral resuscitation · Anatomy and physiology well delineated · Cerebrovascular responses similar to humans · Good homogeneity within strains [19*] · Low cost of animals, supplies, and care · Minimal laboratory facilities and personnel needed	· Does not always reproduce human anatoay or physiologic responses [20,21] (e.g., spontaneous defibrillation, resistance to infection, cranial anatomy) · CPR mechanics different from humans · Small blood volume and tissue volumes · Assessment of cortical function difficult unless preexperimental learning strategies are used
Canines	· Relatively inexpensive · Extensive availability · Models well established · Neurologic scoring well established	· Cardica physiology different, with no coronary artery disease · Increased collateral flow · Left coronary artery dominance · Higher cardiac output and regional blood flow vastly differentm chest wall gross anatomy different from humans22
Swine	· Excellent thoracic, anatomic, and cardiac physiologic similarity to humans · Can be bred with atherosclerosis [6,7??,15] · Closed chest blood flow similar to humans	· LImited model and outcome scoring experience
Primates	· The best model for reproduction of the human condition · Anatomy, physiology, and cortical functions more like humans than other species · Can be bred to reproduce some human diseas states such as hypertension and coronary artery disease [16,17,18,23,24]	· Expensive to buy and maintain · High genetic variability (although this reflects actual clinical situation, it is not desirable when trying to establish models) · Few centers with model expertise

영장류(표 8-2)는 다람쥐 정도 크기의 marmoset과 tamarin 등이 속한 new world monkey와 rhesus monkey가 속한 macaque와 baboon등이 속한 old world monkey가 있으며, 일반적인 실험에는 rhesus monkey가 가장 흔히 사용되고 있다. Rhesus monkey는 키가 약 60cm 정도이며, 몸무게는 약 5kg 전후를 보인다. 이에 비해 baboon은 90cm, 30~40kg 정도의 크기를 보이고 있다. Baboon의 경우 경추의 크기는 인체의 약 1/2 정도에 해당하는 크기를 보여 인체의 수상을 대상으로 하는 척수 손상 모델의 경우에는 가장 이상적인 모델로 보이나 이는 아직 표준화된 수상의 방법이 정립되어 있지 않으며 특히 매우 힘이 세고 커서 실험에 위험이 따르는 큰 단점이 있다[2].

표 8-2. Classification of living primates

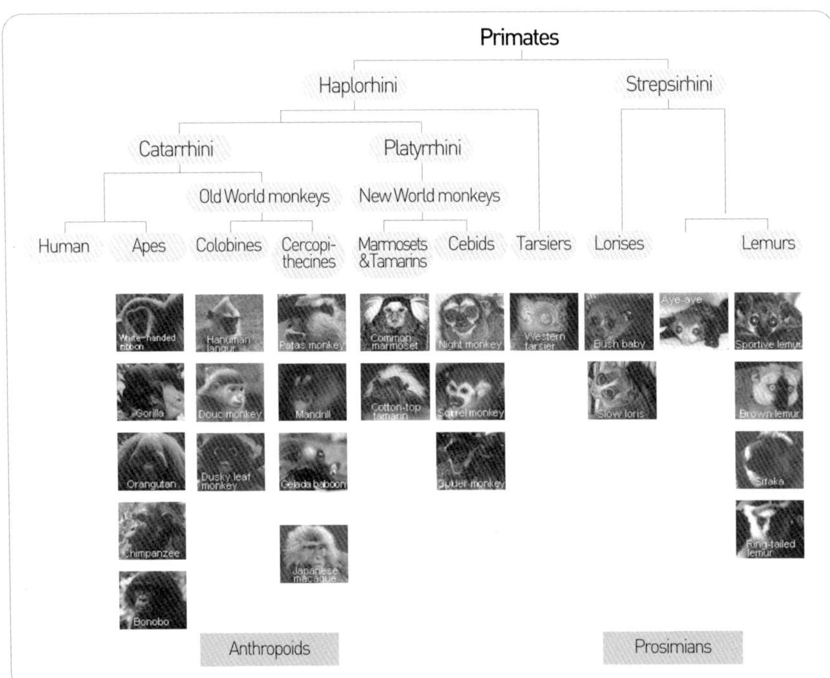

나. 척수 손상의 방법론 (Methodology of spinal cord injury)

1) Impaction model – weight drop method
pneumatic impaction model
2) Compression model – epidural balloon compression method
subdural balloon compression method
clip compression method
3) Hemisection and transection model
4) Dislocation method
5) Aortic occlusion method
6) Inter – vertebral distraction

1) 손상 모델

1972년 Dohrmann은 실험 동물을 추락시키거나 board로 동물에 충격을 주어 매우 원시적인 실험적 척수 손상 동물 모델을 만들었다. 그러나 이러한 방법은 손상의 표준화가 되어 있지 않은 방법으로 1911년 Allen에 의해 표준화된 초기 방법이 개발되었다. 그러나 손상 모델은 수상 후 경막 출혈(epidural hemorrhage)이 호발하는 인체에 비해, 동물의 경우에는 척수내에 중심성 출혈과 공간(cavity)을 형성하며, 또한 척수의 크기, 탄력성 등이 수상의 결과에 영향을 미치는 단점이 있다.

(1) 추 낙하 방법(weight drop method)

이는 설치류 척수 손상 동물 모델을 만드는 경우 가장 널리 사용되고 있는 방법으로, New York University(NYU) 충격기(impactor)를 이용하여 일정 무게의 추를 서로 다른 정해진 높이에서 이미 추궁판 절제술로 노출된 척수 부위로 자유 낙하 시킴으로 인해서 손상 모델을 만드는 방법이다. 그리고 1987년 고안된 Ohio State University(OSU) impactor는 computer feedback-controlled electromechanical impactor로서 rat 모델을 위해 고안되었다가 최근에는 mouse 모델을 주로 만드는 방식으로 변화하였다.

NYU impactor model(그림 8-1)은 1992년 Gruner에 의해 고안되어 최근까지도 가장 널리 사용되고 있는 방법중 하나이다. 그러나 아직까지는 설치류에서만 그 실험이 정량화 되어 있는 상태이며, 포유류(dog, cat 등), 특히 영장류(monkey)에서는 정량화가 되어 있지 않은 실정이다.

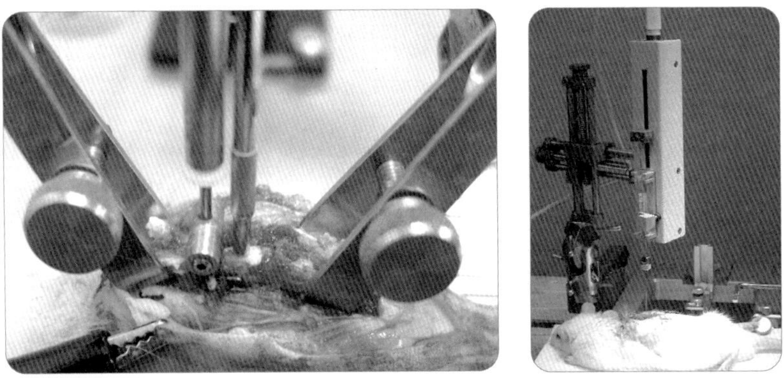

그림 8-1. NYU 충격기

추의 무게와 낙하 거리에 따라 gcm(gram-centimeter) 혹은 gcf(gram ccntimeters of force)로 표현하고 있다.

일반적으로 설치류의 경우에는 300g 정도의 8주령 설치류를 주로 이용하는 것이 재연성 있는 일관된 모델을 만들 수 있으며, 부위는 제8~10 흉추부위 후방부 척수를 노출 시키는 것이 보편적으로 보고되고 있다. 또한 술 후 손상의 정도는 설치류에서 정립되어 있는 BBB scale을 사용하고 있으며, 이러한

BBB scale의 변화를 확인하여 모델의 손상 정도를 추측할 수 있다(그림 8-2, 표 8-3).

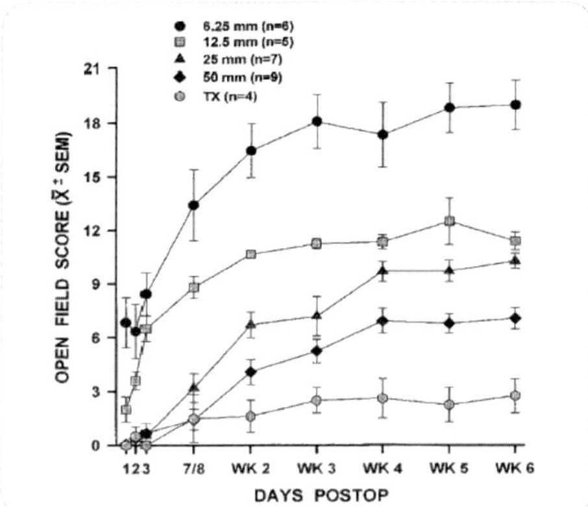

그림 8-2. Time course of locomotor recovery as measured by BBB open field scores.

표 8-3. Basso, Beattie and Bresnahan Locomotor Rating Scale

0	No observable hindlimb(HL) movement
1	Slight movement of one or two joints, usually the hip and / or knee
2	Extensive movement of one joint or extensive movement of one joint and slight movement of one other joint
3	Extensive movement of two joints
4	Slight movement of all three joints of the HL
5	Slight movement of two joints and extensive movement of the third
6	Extensive movement of two joints and slight movement of the third
7	Extensive movement of all three joints of the HL
8	Sweeping with no weight support or plantar placement of the paw with no weight support
9	Plantar placement of the paw with weight support in stance only (i.e., whem stationary) or occasional, frequent, or consistent weight-supported dorsal stepping and no plantar stepping
10	Occasional weight-supported planter steps; no FL-HL coordination
11	Frequent to consistent weight- supported plantar steps and FL-HL coordination
12	Frequent to consistent weight- supported plantar steps and occasional FL-HL coordination
13	Frequent to consistent weight- supported plantar steps and frequent FL-HL coordination
14	Consistent weoght-supported plantar steps, consistemt FL-HL coordination, and predominant paw position during locomotion is ratated(internally or externally) when it makes initial contact with the surface as well as just before it is lifted off at the end of stance; or frequent platar stepping, consistent FL-HL coordination, and occasional dorsal stepping
15	Consistent plantar stepping and consistent FL-HL coordination and no toe clearance or occasional toe clearance during forward limb advancement ; predominant paw position is parallel to the body at initial contact
16	Consistent plantar stepping and consistent FL-HL coordination during gait and toe clearance occurs frequently during forward limb advancement ; predominant paw position is parallel at initial contact and rotated at lift off
17	Consistent plantar stepping and consistent FL-HL coordination during gait and toe clearance occurs frequently during forward limb advancement ; predominant paw position is parallel at initial contact and lift off
18	Consistent plantar stepping and consistent FL-HL coordination during gait and toe clearance occurs consistently during forward limb advancement ; predominant paw position is parallel at initial contact and rotated at lift off
19	Consistent plantar stepping and consistent FL-HL coordination during gait, toe clearance occurs consistently during forward limb advancement ; predominant paw position is parallel at initial contact and lift off, and tail is down part or all of the time
20	Consistent plantar stepping and consisten coordinated gait,consistent toe clearance, predominant paw position is parallel at initial contact and lift off, and trunk instability; tail consistently up
21	Consistent plantar stepping and coordinated gait, consistent toe clearance, predominant paw position is parallel throughout stance, and consistent trunk stability ; tail constently up

Khan 등은 수상 후 마비의 자발적인 회복(spontaneous recovery)을 방지하기 위해서는 설치류의 경우에는 90~180 gcf 정도의 손상을 주어(10g 무게의 추를 9cm 높이에서 추락시켜 moderate degree의 손상, 18cm 높이에서 추락시켜 severe degree의 손상을 만들었음), 고양이의 경우에는 270~540 gcf 정도의 손상을 가함으로 해서(30g의 추를 9cm, 18cm 높이에서 추락시킴) 좋은 모델을 만들 수 있었다고 보고하고 있다. 개의 경우에도 역시 고양이와 비슷한 결과를 보여 375~400 gcf 정도의 힘을 가하는 경우 약 50~100%에서 완전 척수 손상 모델을 만들 수 있었다고 보고한 바 있다.

영장류의 경우에는 200~300 gcf에서는 약 50%의 마비를 보였고, 400~500 gcf의 경우에는 모든 경우에서 마비를 보였으나 아직 정량화나 재연성을 보이기에는 많은 실험이 필요할 것으로 사료된다.

(2) 공기주머니 손상 방법(Pneumatic impaction method)

1982년 Anderson은 pneumatic technique을 이용한 방법을 설치류에서 시도하기도 하였지만 최근에는 잘 사용하지 않고 있다.

2) 압박 모델(Compression Method)

이러한 압박 모델은 가장 널리 사용되고 있는 손상 모델이나 절단 모델의 경우 추궁판 절제를 시행하여 척수 경막을 노출시킴으로 인해 인위적으로 척수의 혈액 순환의 변화를 유발한다는 단점이 있어, 이의 방지를 위해 추궁판 절제를 최소화하여 척수 압박을 유발하기 위해 개발된 방법이다.

(1) Epidural balloon compression method(그림 8-3, 4)

이러한 balloon compression 척수 손상 모델은 1953년 Tarlov 등이 처음 개에서 사용하여 기술한 바 있으며, 원숭이나 고양이에서도 사용된 바 있다.

1983년 Khan과 Griebel은 설치류에서 처음 이 술식을 이용하였으며, Vanicky 등[16]은 설치류에서 2F의 fogarty catheter를 이용하여 제10흉추 부위에서 추궁판의 부분 절제 후 epidural space로 삽입하여 15ul의 증류수를 5분간에 걸쳐 주입함으로 인해 중등도의 손상을 만드는 보고를 하기도 하였다.

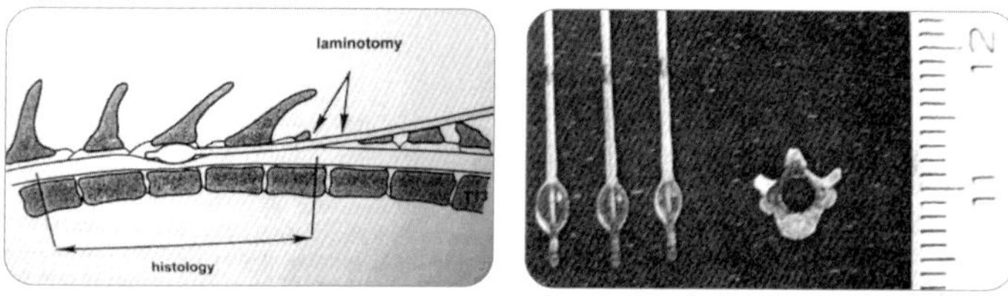

그림 8-3. Epidural balloon compression method

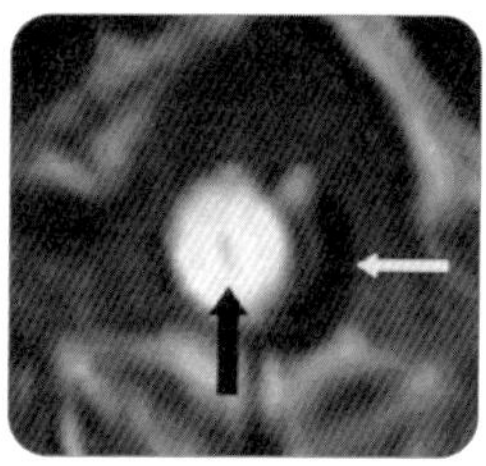

그림 8-4. MRI finding after inflation of angioplasty balloon

(2) Subdural balloon compression method

Martin 등은 subdural space로 10~30ul의 증류수를 주입한 fogarty catheter를 주입하여 약 5분 정도 압박한 경우에 만들어지는 마비의 경우, 이는 약 4주 정도 경과 후에는 거의 완전히 정상으로 회복됨을 보고한 바 있다. 그러나 약 40ul 이상을 주입하는 경우, 완전 척수 절단 후와 비슷한 결과를 유발함을 보고하기도 하였다.

CHAPTER 8

(3) Clip compression method(그림 8-5)

1978년 Revlin과 Tator가 설치류에 사용한 이래, Von Euler등[18]은 bulldog clamp를 이용하여 제8 흉추 척수부에서 서로 다른 압력을 이용하여 30초 압박을 시행한 후 3주 후 reactive gliosis를 관찰하였다고 보고하였다.

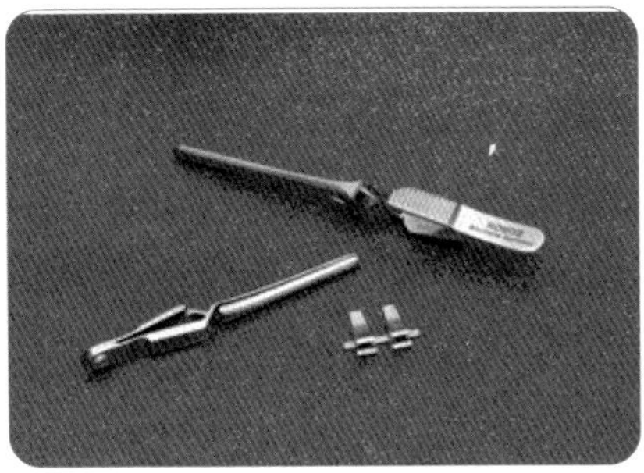

그림 8-5. Aneurysmal clip

3) 절단 모델(Hemisection and Transection model)

손상 모델과 더불어 가장 널리 이용되는 방법으로, 이 모델의 문제점으로는 현실적으로 절단과 같은 상황이 발생하기 힘들며, 절단 후 2주 이후부터 손상을 받지않은 반대측 tract에서의 보완과 다발성 synaptic pathway로 인한 자연 발생적 회복의 가능성이 높다고 보고되고 있다. 또한 척수 경막과 절단면의 손상이 큰 단점이 있다.

특히 절단 모델의 경우에는 주의가 요망되는데 설치류의 경우에는 motor pathway인 corticospinal tract의 대부분을 차지하는 crossed pathway가 dorsal column의 ventral aspect(central canal의 바로 뒤쪽)에 위치하여 고등동물(영장류, 인간)에 비해 다른 위치에 있고, 섬세한 limb 운동(특히 forelimb)의 조절에 중요한 rubrospinal tract는 척수의 외측 후방에 존재하는데 이를 정확히 절단해 주어야 한다는 기술상의 난제가 있으며, 절단 후 척수

경막의 복원을 시행하여 수상 부위의 유착을 방지하는 것이 좋지만 이러한 복원이 기술상 매우 어렵다 할 수 있다(그림 8-6).

그러나 이러한 절단 모델은 완전 절단의 경우 효율성을 확인하는데 좋은 모델이 될 수 있고, 부분 절단의 경우는 tracer를 이용한 axonal regeneration 연구에 가치가 있다고 하겠다.

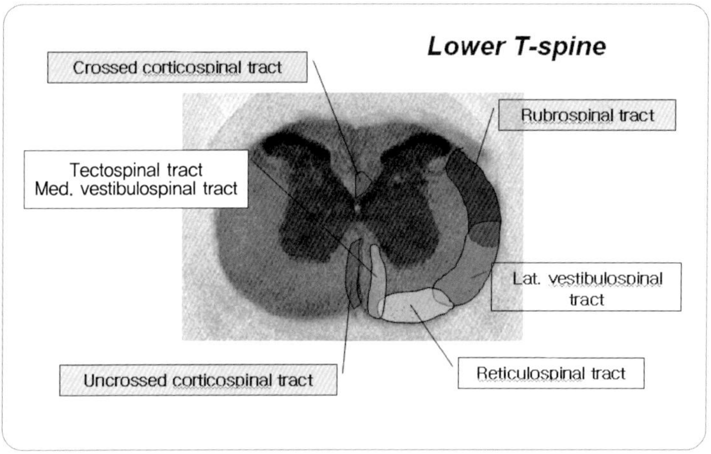

그림 8-6. Descending pathway of the rat

완전 절단 모델의 경우에는 비뇨기계 문제로 인한 사망률이 매우 높아 hemisection model보다는 그 이용률이 낮은 실정이다.

이러한 절단 모델은 절단 후 절단 부위를 흡입함으로 인해 4~5mm 정도의 간격을 만들어 주는 것이 중요하며, 단순 절단(hemicordotomy)과는 그 자연 회복율에 있어 차이를 보이기도 한다.

4) 탈구 모델(Dislocation Method)(그림 8-7)

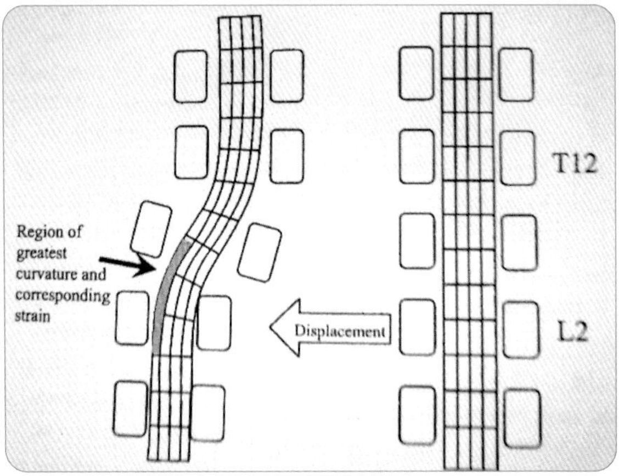

그림 8-7. Schematic of dislocation device

5) 대동맥 결찰 모델(Aortic occlusion method)

설치류에서 2F의 catheter를 이용하여 대퇴동맥에서 흉추 대동맥까지 삽입한 후 15~20 정도 ballooning 후 마비를 유도하기도 한다.

6) 신연 모델(Inter-vertebral distraction method) (그림 8-8)

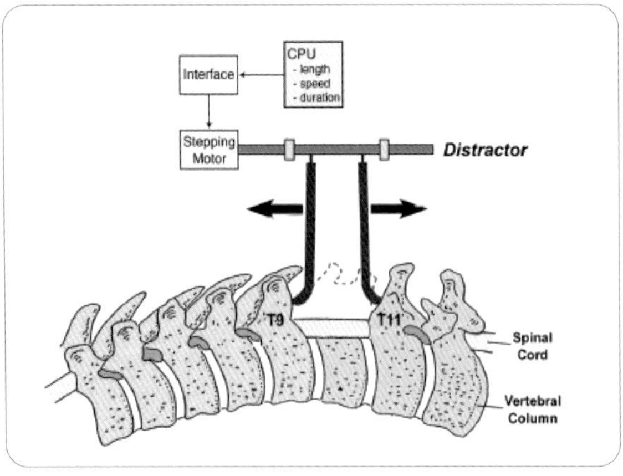

그림 8-8. Anima model using distraction

| 참고 문헌 |

1) O'Neil BJ, Kline JA, Burkhart K, Younger J: Research fundamentals: V. the use of laboratory animal models in research. Academic emergency medicine 1999; 6:75-82.
2) ILAR workshop report: Demands for rhesus monkeys in biomedical research. 2002.
3) Dohrmann GJ: Experimental spinal cord trauma: A historical review. Arch Neurol 1972; 27:468-473.
4) Allen AR: Surgery of experimental lesion of spinal cord equivalent to crush injury of fracture dislocation of spinal column: a preliminary report. J. Am. Med. Assoc. 1911; 57:878-880.
5) Bresnahan JC, Beattie MS, Todd FD III et al.: A behavioral and anatomical analysis of spinal cord injury produced by a feedback-controlled impaction device. Exp Neurol 1987; 95:548-570.
6) Gruner JA : A monitored contusion model of spinal cord injury in the rat. J Neurotrauma 1992; 9:123-126.
7) Khan T, Havey RM, Sayers ST, Patwardhan A, King WW: Animal models of spinal cord contusion injuries. Laboratory Animal Science 1999; 49-2:161-172.
8) Wrathall JR, Pettegrew RK and Harvey F: Spinal cord contusion in the rat: production of graded, reproducible, injury groups. Exp Neurol 1985; 88:108-122.
9) Ducker TB, Hamit HF: Experimental treatments of acute spinal cord injury. J Neurosurg 1969; 30:693-697.
10) Kelly DL Jr, Lassiter KR, Calogero JA, Alexander E Jr: Effects of local hypothermia and tissue oxygen studies in experimental paraplegia. J Neurogurg 1970; 33: 554-563.
11) Bresnahan JC, King JS, Martin GF, Yashon D: A neuroanatomical analysis of spinal cord injury in the rhesus monkey(Macaca mulatta). J of the Neur Sci 1976; 28:521-542.

12) Anderson TE: A controlled pneumatic technique for experimental spinal cord contusion. J Neurosci Methods 1982; 6:327-333.
13) Anderson TE: Spinal cord contusion injury: Experimental dissociation of hemorrhagic necrosis and subacute loss of axonal conduction. J Neurosurg 1985; 62:115-119.
14) Tarlov IM, Klinger H, Vitales: Spinal cord compression studies. I. experimental techniques to produce acute and gradual compression. AMA Arch Neurol Psychiatry. 1953; 70:813-819..
15) Khan M, Griebel R: Acute spinal cord injury in the rat :compression of three experimental techniques. Can J Neurol Sci 1983; 10:161-165.
16) Vanicky I, Urdzikova L, Saganova K, Cizkova D, Galik J: A simple and reproducible model of spinal cord injury induced by epidural balloon inflation in the rat. J of Neurotrauma 2001; 18:1399-1407.
17) Martin D, Schoenen J and Delree P et al.: Experimental acute traumatic injury of the adult rat spinal cord by a subdural inflatable balloon: methodology, behavioral analysis, and histopathology. J. Neurosci. Res. 1992; 32:539-550.
18) Von Euler M, Seiger A, Sundstrom E: Clip compression injury in the spinal cord: a correlative study of neurological and morphological alterations. Exp Neurol 1997; 145:502-510.
19) Coumans JV, Lin TT, MacArthur L, McAtee M, Nash C, Bregman B: Axonal regeneration and functional recovery after complete spinal cord transaction in rats by delayed treatment with transplants and neurotrophins. The J Neurosci. 2001; 21:9334-9344.
20) Xu Xm, Zhang S, Aebischer P, Bunge MB: Regrowth of axons into the distal spinal cord through a schwann-cell-seeded mini-channel implanted into hemisected adult rat spinal cord. Eur J of Neurosci 1999; 11:1723-1740.
21) Babu RS, Muthusamy R, Namasivayam A: Behavioural assessment of functional recovery after spinal cord hemisection in the bonnet monkey (Macaca radiata). J Neurological Sciences 2000; 178:136-152.

22) Fiford RJ, Bilston LE, Waite P, Lu J: A vertebral dislocation model of spinal cord injury in rats. J Neurotrauma 2004; 21:451-458.
23) Coston A, laville M, Baud P, Bussel B, Jalfre M: Aortic occlusion by a balloon catheter: a method to induce hind limb rigidity in rats. Physiol Behav 1983; 30:967-969.
24) Marsala M, Yaksh TY: Transient spinal ischemia in the rat: characterization of behavioral and histopathological consequences as a function of the duration of acortic occlusion. J Cereb Blood Flow Metab 1994; 14:526-535.
25) Dabney KW, Ehrenshteyn M, Agresta CA et al.: A model of experimental spinal cord trauma based on computer-controlled intervertebral distraction: characterization of graded injury. Spine 2004; 29:2357-2364.

Chapter
09

현재 연구되고 있는 다양한 신경보호 물질

CHAPTER 9

1. 현재 연구되고 있는 다양한 신경보호 물질

이 약제가 아마도 현재 가장 신빙성이 있는 급성 척수 손상 치료제일 것이다. 작용 기전으로는 세포외의 칼슘 농도를 상승시켜, 손상 받은 척수에 국소적으로 혈관 확장을 유발하며, 또한 척수가 손상 받은 부위에서 지질 과산화(lipid peroxidation)와 가수 분해를 억제한다고 알려져 있다. 이러한 효과는 미세 혈관 손상을 줄이고 관류가 증가되어 이차적인 허혈을 막을 수 있다. 손상 부위 세포막의 파괴는 손상 받은 후 첫 8시간 내에 시작되고, 8시간에 최고 상태에 이른다고 한다. 따라서 NASCIS와 Braken은 척수 손상 후 8시간 이내에 대량의 methylprednisolone을 투여하여 초기의 신경학적 손상을 줄이는 치료를 제안한 바 있으나, 세포 사멸에 관한 스테로이드의 효과는 연구가 미비하다. 본 저자의 연구에서는 수상 후 단시간에 대량의 methylprodnisolone 주입으로 3일째, 5일째, 7일째에 Tarlov 점수의 유의한 호전을 보였으며, 세포사멸사 조절에 관계된 인자인 XIAP 유전자의 발현은 1일째부터 출현하고 5일째 및 7일째에 저명하게 나타나 XIAP의 발현에도 효과가 있음을 확인한 바, methylprodnisolon의 작용 기전에 손상 후 초기에 세포사멸의 억제 기능도 추가할 수 있는 것으로 생각된다.

2. GM-CSF

조혈형성인자이면서 염증반응성 사이토카인이다. GM-CSF는 또한 CNS와 PNS의 손상 또는 질병, 그리고 미세아교세포(microglia)와 대식세포(macrophage)의 분화 및 기능조절에 연관이 있음이 점차 밝혀져 가고 있다. 따라서 GM-CSF 활성도의 조절은 신경계에서 중요한 역할을 할 것이다.

PNS에서 축삭의 손상은 위에서 언급하였듯이 손상부위 이하로 Wallderian 변성을 유발시킨다. 이 변성에서 생성되는 사이토카인은 염증반응의 매개체로 분자성 및 세포성 기전을 조절 한다. 간략하게 서술하면, Wallerian 변성시 손상 후 몇 시간 이내에 앞서 언급한 TNF-a, IL-1a가 가장 먼저 방출되고 그 뒤로 IL-6, GM-CSF 그리고 IL-1b가 방출 된다. 항염증성 사이토카인인 IL-10는 Wallerian 변성 후 약 5일에 최고치에 도달한다. IL-10의 증가는 당연히 염증성 사이토카인의 감소를 유도한다. 이것은 초반기에는 염증성 사이토카인이 많고 후반기, 즉 5일 전후로 항염증성 사이토카인이 많은 것을 반영한다. 그러나 이에 의한 초반기의 염증성 사이토카인의 감소는 각 사이토카인의 종류에 따라 다르다. 즉, TNFa, IL-1a, IL-1b 그리고 IL-6는 감소하지만, GM-CSF는 꾸준히 높은 수준을 유지한다.

GM-CSF의 지속적인 생산은 후반기 Wallerian 변성의 자연경과에 전체의 부조화를 초래한다. 이러한 불균형은 GM-CSF 결합분자를 만들어 준다든지 하여 조절할 수 있다. 궁극적으로 대개의 사이토카인들은 그들 고유의 수용체를 가지고 있다. 용해성 수용체(soluble receptor)는 세포막내 수용체와 세포외의 영역이 각각 사이토카인과 결합하여 활성을 나타내며, 세포외 및 세포막내의 수용체에 사이토카인이 결합하여 각각 길항 작용을 나타낸다. 특징적으로 용해성 수용체들은 사이토카인과 결합하여 사이토카인의 분해를 억제해서 사이토카인의 역할을 강화 할 수 있다. 즉, 사이토카인의 길항작용의 조절은 수용체의 상대적인 숫자 및 ligand와 부착하는 특성에 달려 있다.

세포막내 GM-CSF 수용체는 GM-CSF와 결합하는 a-subunit(GMRa)과 신호전달은 매개하는 b-subunit(GMRb)으로 구성되어 있다. b-subunit은 IL-3과 IL-5 receptor의 수용체와 같다. GMRa는 사람에게 발견되는데, 그것의 정확한 역할은 아직 모르는 상황이다. GM-CSF 수용체의 a/b subunit 복합체는 GM-CSF와 강력하게 결합하며, a-subunit는 GM-CSF와 약하게 결합한다.

실험에 의해 유도된 GM-CSF 억제제의 활성도는 분비된 GM-CSF-BP에 의해 조절된다. 높은 GM-CSF-inhibitor의 활성도는 후반기 Wallerian 변성, 즉 수상 후 5일부터 지속적으로 증가된다.

실험적으로 PNS의 축삭에서 손상은 특징적인 GM-CSF-inhibitor의 생산을 유도한다. PNS의 손상으로 Wallerian 변성을 보이는 조직 추출물에서 특이적으로 GM-CSF-inhibitor의 활성도가 높게 관찰되나 정상의 PNS에서는 GM-CSF-inhibitor가 검출되지 않는다. 본 연구에서 GM-CSF-inhibitor의 활성도가 손상을 입지 않은 쥐에서 소량이 검출되지만 손상을 입은 쥐에서 Wallerian 변성시 높은 GM-CSF-inhibitor를 보이는 것은 이 물질이 손상에 의하여 분비된다는 것을 나타낸다. GM-CSF-inhibitor 활성도의 GM-CSF에 대한 특이도는 GM-CSF 친화성 크로마트그래피를 통하여 GM-CSF를 억제한 군의 연구에서 확인할 수 있다.

GM-CSF-inhibitor의 활성도는 GM-CSF-BP에 의해 결정된다. GM-CSF 친화성 크로마토그래피에서 GM-CSF-inhibitor의 활성도가 감소되는 것을 통해 그것이 곧 GM-CSF-BP인 것을 확인할 수 있다. 가열을 통하여 GM-CSF-inhibitor 활성도의 파괴와 ion exchange 크로마토그래피에 의한 구획화로 GM-CSF-BP를 확인할 수 있다. 위의 결과는 인간의 GMRa가 GM-CSF-BP에 중요한 역할을 하는 것을 통해 확인할 수 있다. 본 연구는 PNS에서 GM-CSF 결합분자의 생산과 기능에 대한 첫 번째 연구다. CNS 기능과 병리적인 기전에서 GM-CSF의 기능도 중요하므로 GM-CSF 결합분자의 연구는 CNS를 통해서도 가능할 수 있다.

GM-CSF-inhibitor의 활성도는 Wallerian 변성의 후기에 나타난다. 이것은 다음의 사실을 통해 알 수 있다. 첫 번째, GM-CSF-inhibitor 활성도가 5일에서 3주간 사이 Wallerian 변성시기에 추출된 PNS 조직의 추출물에서 고농도로 발견된다. 두 번째, GM-CSF-inhibitor가 정상의 PNS 조직에 발견되지 않는다. 세 번째, 손상받지 않은 쥐에서 체취한 PNS에서는 소량의 GM-CSF-inhibitor의 활성도가 보인다. 따라서 GM-CSF 생산은 Wallerian 변성의 후기에 높고, 이에 대한 조절은 GM-CSF-inhibitor가 그 기간 동안은 GM-CSF를 억제 할 수 있다는 것을 알 수 있다. 그러므로 지속적인 Wallerian 변성의 후기에서 볼 수 있는 GM-CSF의 생산과 TNF, IL-1a, IL-1b 그리고 IL-6의 감소 과정이 억제되어 Wallerian 변성의 항염증 작용의 특징이 유지된다.

GM-CSF-augmenter 활성도는 수상 후 Wallerian 변성시 수시간내에 증가한다. 이것은 손상 받지 않은 쥐에서 체취한 PNS에서 GM-CSF-augmentor의 활성도가 가장 낮은 것을 통하여 확인할 수 있다. 따라서 Wallerian 변성의 초기에 GM-CSF가 생산된다. GM-CSF-augmentor는 Wallerian 변성의 초기에, GM-CSF-inhibitor는 변성의 후기에 나타나 Wallerian 변성의 전체적인 경과와 TNFa, IL-1a, IL-1b, IL-6의 초기 및 후기의 농도 조절에도 관여한다.

손상 받지 않은 쥐에서 체취한 PNS 배지는 GM-CSF-augmentor와 GM-CSF-inhibitor의 활성도를 동시에 가지고 있지만 조직 농도에 따라 활성도가 각

CHAPTER 9

기 다르다. 저농도에서는 augmentor의 역할, 고농도에서는 inhibitor의 역할, 배지 내에 조직의 농도가 감소하면서 GM-CSF의 inhibitor보다는 augmentor가 증가하는 양상을 보이는데 이는 PNS손상이 있는 조직의 배지에서 5일 경과 후 GM-CSF-BP가 감소하는 소견과 동일한 결과이다. 하지만 아직까지 이 약제에 대한 정확한 신경 작용에 관한 연구는 부족하다. Ha 등은 쥐의 N2A 세포를 이용한 연구에서 GM-CSF 투여로 세포 사멸이 감소하며, 실험 동물의 기능에도 호전을 보였다고 하였다. 이러한 연구 결과를 토대로 본 저자의 한 연구에서도 GM-CSF를 투여하였으나 신경 보호적인 면에서 뚜렷한 증거를 찾아 볼 수가 없었다. 이는 투여 용량 등 외적인 요인과 이 물질에 대한 수용체 등의 내적인 요인에서 기인한 것으로 사료되나 보다 정확한 결과 분석을 위하여 추후 연구가 뒤따라야 할 과제이다.

3. Aminoguanidine(AG)

산화질소(NO)는 산화질소 합성효소(NO synthase, NOS)에 의해 L-arginine으로부터 합성되는 강력하면서도 불안정한 유리기(free radical)이다. 합성효소는 신경성 산화질소 합성효소(Type I NOD, nNOS), 유도성 산화질소 합성효소(Type II NOS, iNOS), 내피성 산화질소 합성효소(Type III NOS, eNOS) 3종류의 동질형태가 있다.

신경성 산화질소 합성효소와 내피성 산화질소 합성효소는 본질적인 산화질소 합성효소로 알려져있고 그들의 활성도는 세포내 칼슘에 의해 조절된다.

유도성 산화질소 합성효소는 정상적인 상황에는 조직 내에 존재하지 않으며 오로지 병적 상황에서만 활성된다. 이것은 칼슘 비의존적 과정에 의한 전사단계(transcriptional level)에서 합성된다. 일부의 염증 자극 전구체는 유도성 산화질소 합성효소의 생성을 자극한다. 산화질소 중 특히 유도성 산화질소 합성효소는 뇌혈관 수축, 외상성 뇌 손상 등의 병적 과정의 발현에 중요한 역할을 한다. 따라서 산화질소 합성 억제제가 상기의 치료에 이용될 수 있다.

aminoguanidine(AG)은 선택적이면서 강력하게 유도성 산화질소 합성효소를 억제하여, 실험적으로 뇌허혈과 뇌손상의 치료에 효과적이라고 보고되고 있다. Wada 등의 연구에 의하면 AG 치료는 쥐의 뇌 손상 후에 유도성 산화질소 합성효소의 활성도를 감소시키고, 전체 괴사된 신경수를 감소시킨다고 하였다. 그리고 AG는 사이토카인 유리, 프로스타글란딘 및 류코트리엔 합성의 과정을 억제하여 2차적인 손상기전을 감소시키는 기능을 가진다. 이런 이론을 바탕으로 본 연구에서 AG를 척수 손상의 치료에 처음 사용하였다. 저자의 이 약제를 이용한 연구 결과에서는 aminoguanidine을 투여한 군은 척수 공동의 크기가 시간이 경과함에 따라 비교적 더 커지지 않았으며, fibrinoid necrosis 및 국소 혈전 형성이 관찰되지 않았다. 이는 aminoguanidine이 지질 과산화 감소, 혈전 형성 억제 및 혈관 수축 억제의 효과가 있어 손상된 신경의 괴사 방지와 혈류 공급을 향상시켜 신경 보호 작용을 하는 것으로 사료되며 또한 iNOS의 발현의 억제로 인한 세포 사멸의 조절에 관여한 것으로 추정된다. 또한 고용량의 스테로이드와 이 약제의 병용 투여시에도 신경 보호적인 면을 확인할 수 있었으나 두 약제의 동시 투여에서는 상승 효과가 명확하지 않아 역시 이 부분도 추후 연구를 계획하고 있다.

CHAPTER 9

4. Riluzole

이 물질은 신경 시냅스의 말단에서 glutamate 분비를 억제하는데, glutamate 수용체의 과잉 자극은 척수 손상에서 신경 세포의 사멸에 중요 역할을 하므로, riluzole은 Na 통로를 차단하며, 특히 손상되어 있는 신경의 Na 통로에 더욱 잘 결합하여 신경 시냅스 말단에서 glutamate 분비를 억제하는 기능을 갖고 있는 물질이다(그림 9-1).

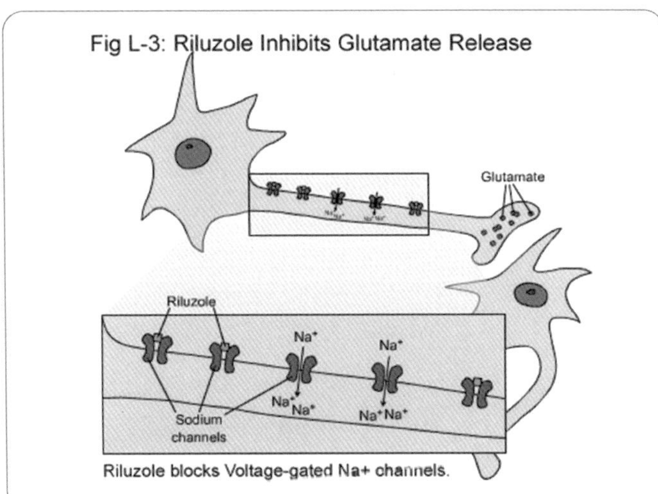

그림 9-1

Riluzole은 또한 신경 보호 활성을 갖는 high voltage-gated N-type과 P/Q type의 Ca 통로를 차단하며, Ca 통로가 시냅스 말단에서 신경 전달 물질의 분비를 조절하기 때문에 riluzole의 Ca 통로 차단은 glutamate 분비를 감소시킨다. 본 저자의 연구에서는 riluzole 투여로 척수 공동 크기 증가가 억제되었는데 이는 glutamate 분비의 감소에 따라 glutamate로 매개되는 지질 과산화 감소의 효과로 사료된다. 또한 수상 후 1일째부터 약하게 발현되어 5일째부터 XIAP 유전자의 발현 정도가 증가함을 볼 때, riluzole의 효과는 glutamate 분비 억제, 지질 과산화 감소 이외에도 다른 신경 보호 작용이 있을 것으로 사료되며 이 부분에 대한 추가 연구가 필요하다.

5. Erythropoietin

중추 신경계 질환이나 허혈시 신경 보호 작용을 하는 것으로 알려져 있으며, Sekiguchi 등에 의하면 신경근 손상 이후 erythropoietin은 척수 신경 세포 사멸을 억제한다고 하였다. 그러나 저자의 연구에서는 GM-CSF를 투여한 군과 erythropoietin을 투여한 군에서 척수 공동의 크기가 통계적으로 유의하게 줄어들지 않았고, 운동력의 회복에서도 유의한 효과가 없어 이전의 보고와는 다른 연구 결과를 나타내었다. 척수 신경 회복에 혈류의 차단은 신경 보호적인 면에서는 상당히 해로운 결과를 초래할 것이라는 것은 일반적인 결과이나, GM-CSF와 erythropoietin의 투여가 척수 손상 후 급성기에 어떠한 작용을 할 것인가에 대한 추가 연구가 필요하며 또한 이 물질들이 실제로 척수 혈액 공급에 어떠한 영향이 있는지에 대한 실험도 필요할 것이다. 혈류 회복을 위하여 본 실험에 사용된 투여 방법과 투여량이 적절하였는지에 대한 추가 연구도 필요할 것이다.

6. FK506

척추 손상에서 세포자멸사 억제를 목적으로 한 연구 결과는 뒤섞여 있지만 개념적인 면에서 세포자멸사 억제는 치료를 위해 적합한 전략이라는 견해를 가진다. 이 견해는 노팅험(Nottingham)이 FK506이라는 케스파제 억제제와 함께 케스파제-3의 억제가 척수 손상 이후 희소돌기아교세포 자멸사의 양을 줄인다는 것을 보고한 바 있다.

7. 백혈병빈혈 억제 인자

백혈병빈혈 억제 인자(LIF)는 CNTF, Cardiotrophin 1, oncostatin M과 같은 신경조절 사이토카인의 종류이다. 그것은 줄기세포의 분화와 조혈기관 생성으로부터 뼈 항상성까지의 범위에 이르는 다형질발현 효과를 가지고 있다. 흥미롭게도 최근 LIF가 희소돌기아교세포 생존에 영향을 준다는 연구 결과가 보고되기도 하였다.

가. 그 외 재생을 촉진시키는 연구

재생을 자극하기 위한 많은 정교한 방법들이 강구되어 왔다. 예를 들면 성장억제인자를 제거하거나, 앞에서 설명했듯이 재생하는 뉴런에서 유전자의 구성위치를 변경하는 방법이 있다. 그러나 가장 중요하고 핵심적인 방법은 손상받은 지역을 다양한 성장촉진세포와 물질들과 다리를 놓아서 연결시키는 것이고, 이것이 가장 성공적인 방법일 수 있다.

다양한 종류의 성장촉진연결 방법들이 연구되고 있다. 가장 많이 사용된 연결매체들은 말초신경이나 슈반세포들로 구성되어 있다. 초기의 연구에서는 다양한 영역에서 CNS 뉴런을 통한 말초신경 이식기술이 재생을 자극할 수 있다고 생각했으나, 이식된 곳으로부터 오직 CNS까지 2mm이내까지만 침입할 수 있다는 사실이 증명됨으로 현재 많은 한계점이 있으나 이 한계를 극복하는 연구가 시행된다면 유용한 방법이라고 생각된다.

슈반세포는 재생을 증진시키고 다양한 중요 요소를 배출하고 성장촉진 ECM를 만드는 중요한 구성요소이며, 축삭의 증식을 향상시킨다.

배아 뉴런은 숙주 조직 안으로 약간의 길이(수 밀리미터)만큼 자랄수 있다. 어떤 한 조기 출산 후 생물에서 기능적인 회복이 관찰되어 왔기 때문에 이러한 관찰들은 "relay hypothesis"라고 한다. 심어진 배아 뉴런이 기능을 해 axons을 재생성시켜 목표들에 다시 재접합 되게 하는 것에 의해 배아 조직은 또한 다리로서 기능할 뿐만 아니라 성장 촉진 ECM 또는 NTFs 또는 limit gliosis를 활동시킴으로서 절단된 조기 출산 후 동물의 척수에서 축색의 재생산을 촉진시킬 수도 있다.

최근에, 줄기 세포의 이식은 재생산을 달성하는 가능한 방법으로 개발되어 오고 있다. 줄기 세포는 뉴런과 아교세포로 모두로 분화될 수 있고, 양쪽 모두 회복에 기여할 수 있다고 상상할 수 있다. 뉴런들은 숙주의 목표 지점에 존재하는 뉴런을 가진 숙주 axons을 재생산해서 회복을 도울 수 있다. 아교세포는 다리로서 역할을 하고, 지지하는 영양 요소 또는 ECM 분자의 분비, 또는 재수초화 촉진과 같은 다른 효과들을 통해 회복을 촉진할 수 있다. 줄기 세포를 이식받은 동물들은 부분적 하지의 무게 지탱과 균형감, 외관상 조절 부족한 운동들로 특징 지어지는 기능들에서 약간의 발전을 했는데 이는 oligodendrocyte에 의해 촉진된 재수초화에 의한 것이라 생각된다. 본 저자의 생각으로는 줄기세포는 손상 후에 부분적인 회복을 촉진시키는 것으로 보이고, 적어도 그들의 효과의 일부분에서 세포를 대치하는 것이 아니라 세포사의 방지와 영양 요소를 분비를 통해서 중재하는 것으로는 보인다. 비록 "어떠한 회복도 좋은 회복이다"라는 것은 논쟁거리지만 만약 우리가 중요한 임상적인 이득을 만들어낼 합리적인 기회가 있다면 우리는 이 기전을 연구함이 만성 척수 손상 환자에게 도움을 줄 수 있을 것이라는 가정을 해본다.

대식세포(macrophage)와 미세아교세포(microglia)는 축삭의 재생성을 가능케 할 수도 있을 것이다.

나. 임상적 시도

위에서 설명한 여러 방법들의 치료적 접근을 시도를 시작하는 적당한 시점은 아직 결정되지 않았다. 어떤 사람은 척수의 손상은 매우 유해해서 이러한 모든 것은 안정된 해부학적 행동적 이익의 plausible biology와 설치류 실험 증명이 필요로 하다고 주장한다. 그리고 다른 연구자들은 이러한 치료가 잠재적인 위험을 가지고 있어서 그것들은 아마도 더 안 좋은 결손을 가져올 것이고, 감각 신경이 안으로 자라고 만성적인 통증 또는 종양 형성이 증대 될 것이라고 주장하기도 한다. Phase 1 trials은 태아 척수 조직, olfactory ensheathing glia, peripheral nerve bridging approach 등이며 현재 임상 평가 중이나 그 결과는 의문이다.

다. 결론

현재까지 더 효용이 뛰어나고 부작용이 없는 강력한 치료제 개발이 불가능한 것은 현재 연구되고 있는 치료제의 신경 보호 작용이 한 가지 기전에 의해 설명되지 않고, 척수 손상의 과정이 복잡하기 때문이다. 따라서 단일 치료제로 신경 보호의 충분한 효과를 내기는 어려울 것이다. 즉 척수 손상을 줄이고 손상된 조직의 회복을 도모하기 위한 최선의 방법은 병용 치료(combination therapy)에 있다고 생각된다. 척수 손상 후 이차적 반응인 세포 사멸을 조절하기 위하여는 여러 가지 사이토카인을 서로 다른 기전으로 조절 할 수 있는 약물의 병용법을 찾는다면 급성 척수 손상 후 만성화 단계로 가는 병리학적 기전을 최소한으로 감소시킬 수 있어 향후 임상적 치료에 큰 도움을 줄 수 있을 것이다. 또한 향후 만성 척수 손상 환자의 치료시에 사용될 세포이식 또는 유전자 치료 등에도 큰 도움을 줄 수 있을 것이라고 확신한다.

| 참고문헌 |

1) Braken MB: Methylprednisolone and acute spinal cord injury: an update of the randomized evidence. Spine. 26: S47-54, 2001.
2) Brines M: What evidence supports use of erythropoietin as a novel neurotherapeutic? Oncology(Williston Park), 16(9): S79-89, 2002.
3) Doble A: The pharmacology and mechanism of action of riluzole. Neurology, 47(6): S233-241, 1996.
4) Faden AI, Demediuk P, Panter SS and Vink R: The role of excitatory amino acids and NMDA receptors in traumatic brain injury. Science, 244(4906): 798-800, 1989.
5) Ha Y, Kim YS, Cho JM et al: Role of granulocyte-macrophage colony-stimulating factor in preventing apoptosis and improving functional outcome

CHAPTER 9

in experimental spinal cord contusion injury. J Neurosurg Spine, 2(1): 55-61, 2005.

6) Kannan Y, Moriyama M, Sugano T et al: Neurotrophic action of interleukin 3 and granulocyte-macrophage colony-stimulating factor on murine sympathetic neurons. Neuroimmunomodulation. 8(3): 132-141, 2000.

7) Mu X, Azbill RD and Springer JE: Riluzole improves measures of oxidative stress following traumatic spinal cord injury. Brain Res, 870(1-2): 66-72, 2000.

8) Sekhon LH and Fehlings MG: Epidemiology, demographics, and pathophysiology of acute spinal cord injury. Spine, 26: S2-12, 2001.

9) Sekiguchi Y, Kikuchi S, Myers RR and Campana WM: Erythropoietin inhibits spinal neuronal apoptosis and pain following nerve root crush. Spine, 28(23): 2577-2584, 2003.

10) Tarlov IM: Acute spinal cord compression paralysis. J Neurosurg, 36: 10-20, 1972.

11) Tator CH: Update on the pathophysiology and pathology of acute spinal cord injury. Brain Pathol. 5(4):407-413, 1995.

12) Tator CH and Fehlings MG: Review of the secondary injury theory of acute spinal cord trauma with emphasis on vascular mechanisms. J Neurosurg. 75(1):15-26, 1991.

13) Wada K, Chatzipanteli K, Kraydieh S, Busto R and Dietrich WD: Inducible nitric oxide synthase expression after traumatic brain injury and neuroprotection with aminoguanidine treatment in rats. Neurosurgery, 43(6): 1427-1436, 1998.

14) Yang JY, Lee JK, Chung SY, Hong, CH. : The changes in expression of tumor necrosis factor receptor I after spinal cord injury. Euro. Spine Journal 11: 415, 2002.

15) Yang JY, Lee JK, Kim KC. : A comparative study of behavioral and immunohistochemical changes after spinal cord injury between young and adult rats. Euro. Spine Journal, 11: 418, 2002.

16) Yang JY, Lee JK, K.Daniel Riew : The Changes of Apoptosis accroding to the time of Administration of Methylprednisolone after Spinal Cord Injury in Rats. The Spine Journal, 6-5:24, 2006.
17) Yang JY, Lee JK, Kim HS: The Change of Nitric oxide synthase in Spinal cord injury rats. The Korean orthoapedics Assoc. 41-4:703-710, 2006.
18) Yang JY, K.Daniel Riew: Agonist for the control of apoptosis through the study of cytokines expression after spinal cord injury in rats The Korean orthoapedics Assoc. 42-1:1-9, 2007.